Treino cognitivo para transtornos mentais graves

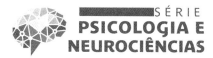

SÉRIE
PSICOLOGIA E NEUROCIÊNCIAS

EDITORES DA SÉRIE
Cristiana Castanho de Almeida Rocca
Telma Pantano
Antonio de Pádua Serafim

Treino cognitivo para transtornos mentais graves

AUTORAS
Karen Melissa Gines Mattos
Ana Laura Alcântara Alves

MANOLE

Copyright © Editora Manole Ltda., 2020, por meio de contrato com os editores e as autoras.

A edição desta obra foi financiada com recursos da Editora Manole Ltda., um projeto de iniciativa da Fundação Faculdade de Medicina em conjunto e com a anuência da Faculdade de Medicina da Universidade de São Paulo – FMUSP.

Logotipos *Copyright* © Faculdade de Medicina da Universidade de São Paulo
Copyright © Hospital das Clínicas – FMUSP
Copyright © Instituto de Psiquiatria

Editora gestora: Sônia Midori Fujiyoshi
Editora: Juliana Waku
Projeto gráfico e diagramação: Departamento Editorial da Editora Manole
Capa: Ricardo Yoshiaki Nitta Rodrigues
Ilustrações: Freepik, iStockphoto

CIP-Brasil. Catalogação na publicação
Sindicato Nacional dos Editores de Livros, RJ

M391t

Mattos, Karen Melissa Gines
Treino cognitivo para transtornos mentais graves / Karen Melissa Gines Mattos, Ana Laura Alcântara Alves ; editores da série Cristiana Castanho de Almeida Rocca, Telma Pantano, Antonio de Pádua Serafim. - 1. ed. - Barueri [SP] : Manole, 2020.
; 23 cm. (Psicologia e neurociências)

Inclui bibliografia e índice
ISBN 9788520461778

1. Doenças mentais. 2. Neuropsiquiatria. 3. Funções executivas (Neuropsicologia). 4. Terapia cognitiva. I. Alves, Ana Laura Alcântara. II. Rocca, Cristina Castanho de Almeida, III, Pantano, Telma, IV. Seafim, Antonio de Pádua. V. Título. VI. Série.

20-64064 CDD: 616.891425
CDU: 6616.89:615.86

Meri Gleice Rodrigues de Souza - Bibliotecária CRB-7/6439

Todos os direitos reservados.
Nenhuma parte deste livro poderá ser reproduzida, por qualquer processo, sem a permissão expressa dos editores. É proibida a reprodução por fotocópia.
A Editora Manole é filiada à ABDR – Associação Brasileira de Direitos Reprográficos.

1ª edição – 2020

Editora Manole Ltda.
Av. Ceci, 672 – Tamboré
06460-120 – Barueri – SP – Brasil
Fone: (11) 4196-6000
www.manole.com.br | https://atendimento.manole.com.br/

Impresso no Brasil
Printed in Brazil

EDITORES DA
SÉRIE PSICOLOGIA E NEUROCIÊNCIAS

Cristiana Castanho de Almeida Rocca
Psicóloga Supervisora do Serviço de Psicologia e Neuropsicologia, e em atuação no Hospital Dia Infantil do Instituto de Psiquiatria do Hospital das Clínicas da Faculdade de Medicina da Universidade de São Paulo (IPq-HCFMUSP). Mestre e Doutora em Ciências pela FMUSP. Professora Colaboradora na FMUSP e Professora nos cursos de Neuropsicologia do IPq-HCFMUSP.

Telma Pantano
Fonoaudióloga e Psicopedagoga do Serviço de Psiquiatria Infantil do Hospital das Clínicas da Faculdade de Medicina da Universidade de São Paulo (HCFMUSP). Vice-coordenadora do Hospital Dia Infantil do Instituto de Psiquiatria do HCFMUSP e especialista em Linguagem. Mestre e Doutora em Ciências e Pós-doutora em Psiquiatria pela FMUSP. Master em Neurociências pela Universidade de Barcelona, Espanha. Professora e Coordenadora dos cursos de Neurociências e Neuroeducação pelo Centro de Estudos em Fonoaudiologia Clínica.

Antonio de Pádua Serafim
Diretor Técnico de Saúde do Serviço de Psicologia e Neuropsicologia e do Núcleo Forense do Instituto de Psiquiatria do Hospital das Clínicas da Faculdade de Medicina da Universidade de São Paulo (IPq-HCFMUSP). Professor Colaborador do Departamento de Psiquiatria da FMUSP. Professor do Programa de Neurociências e Comportamento do Instituto de Psicologia da Universidade de São Paulo (IPUSP).

AUTORAS

Karen Melissa Gines Mattos
Psicóloga e Neuropsicóloga. Supervisora do Serviço de Psicologia e Neuropsicologia, e em atuação no Hospital Dia Infantil e no Hospital Dia Adulto do Instituto de Psiquiatria do Hospital das Clínicas da Faculdade de Medicina da Universidade de São Paulo (IPq-HCFMUSP). Especialista em Psicologia Hospitalar e Reabilitação pela Rede Lucy Montoro e Especialista em Terapias Cognitivas e comportamental pelo IPq-HCFMUSP.

Ana Laura Alcântara Alves
Graduada em Terapia Ocupacional pela Universidade de São Paulo (USP-Ribeirão Preto). Terapeuta ocupacional do Centro de Reabilitação e Hospital Dia, da Enfermaria de Pacientes Agudos do Instituto de Psiquiatria do Hospital das Clínicas da Faculdade de Medicina da Universidade de São Paulo (IPq-HCFMUSP) e do Ambulatório Integrado de Transtorno de Controle do Impulso (PRO-AMITI) do IPq-HCFMUSP. Especialista pelo Método Terapia Ocupacional Dinâmica (MTOD-CETO). Aprimoramento em Saúde Mental do Hospital das Clínicas de Ribeirão Preto da USP.

COLABORADORAS

Maria Fernanda Gouveia da Silva
Doutora em Ciências pela Faculdade de Medicina da Universidade de São Paulo (FMUSP). Mestre em Neurociências e Comportamento pelo Instituto de Psicologia da USP (IPUSP). Especialista em Neuropsicologia pelo Instituto de Psiquiatria do Hospital das Clínicas da FMUSP (IPq-HCFMUSP). Especialista em Psicodiagnóstico de Rorschach pela Sociedade de Rorschach de São Paulo. Psicóloga do Instituto Central do HCFMUSP.

Maria José Ribas
Graduada em Odontologia pela Faculdade de Odontologia de Lins. Graduada em Psicologia pelo Centro Universitário das Faculdades Metropolitanas Unidas (FMU). Especialista em Psicologia Clínica Junguiana pela Faculdade de Ciências e Saúde (FACIS) de São Paulo – Vila Mariana (SP). Especialista em Neuropsicologia e Psicologia Jurídica pelo Instituto de Psiquiatria do Hospital das Clínicas da Faculdade de Medicina da Universidade de São Paulo (IPq-HCFMUSP). Psicóloga Colaboradora do Hospital Dia Adulto do IPq-HCFMUSP.

Ivone Maria Orsine Martinelli
Psicóloga Especialista em Neuropsicologia e Saúde Mental pelo Instituto de Psiquiatria do Hospital das Clínicas da Faculdade de Medicina da Universidade de São Paulo (IPq-HCFMUSP). Mestre em Ciências da Saúde pela Faculdade de Medicina de Jundiaí. Psicóloga colaboradora no Núcleo de Psicologia e Psiquiatria Forense do IPq-HCFMUSP.

Luciana Monteiro
Psicóloga com especialização em Avaliação Psicológica e Neuropsicológica na Instituição Hospitalar pelo Serviço de Psicologia do Instituto de Psiquiatria do Hospital das Clínicas da Faculdade de Medicina da Universidade de São Paulo (IPq-HCFMUSP). Mestre em Ciências pela FMUSP.

SUMÁRIO

Apresentação da Série XIII

Introdução 1
Etapas ou fases de execução 4
Treinamento 5
    Sessão 1 5
    Sessão 2 14
    Sessão 3 19
    Sessão 4 22
    Sessão 5 25
    Sessão 6 28
    Sessão 7 30
    Sessão 8 33
    Sessão 9 34
    Sessão 10 65
    Sessão 11 66
    Sessão 12 71
    Sessão 13 73
Bibliografia 76
Índice remissivo 77

APRESENTAÇÃO DA SÉRIE

O processo do ciclo vital humano se caracteriza por um período significativo de aquisições e desenvolvimento de habilidades e competências, com maior destaque para a fase da infância e adolescência. Na fase adulta, a aquisição de habilidades continua, mas em menor intensidade, figurando mais a manutenção daquilo que foi aprendido. Em um terceiro estágio, vem o cenário do envelhecimento, que é marcado principalmente pelo declínio de várias habilidades. Este breve relato das etapas do ciclo vital, de maneira geral, contempla o que se define como um processo do desenvolvimento humano normal, ou seja, adquirimos capacidades, estas são mantidas por um tempo e declinam em outro.

No entanto, quando nos voltamos ao contexto dos transtornos mentais, é preciso considerar que tanto os sintomas como as dificuldades cognitivas configuram-se por impactos significativos na vida prática da pessoa portadora de um determinado quadro, bem como de sua família. Dados da Organização Mundial da Saúde (OMS) destacam que a maioria dos programas de desenvolvimento e da luta contra a pobreza não atinge as pessoas com transtornos mentais. Por exemplo, 75 a 85% dessa população não têm acesso a qualquer forma de tratamento da saúde mental. Deficiências mentais e psicológicas estão associadas a taxas de desemprego elevadas a patamares de 90%. Além disso, essas pessoas não têm acesso a oportunidades educacionais e profissionais para atender ao seu pleno potencial.

Os transtornos mentais representam uma das principais causas de incapacidade no mundo. Três das dez principais causas de incapacidade em pessoas entre as idades de 15 e 44 anos são decorrentes de transtornos mentais, e as outras causas são muitas vezes associadas com estes transtornos. Estudos tanto prospectivos quanto retrospectivos enfatizam que de maneira geral os transtornos mentais começam na infância e adolescência e se estendem à idade adulta.

Tem-se ainda que os problemas relativos à saúde mental são responsáveis por altas taxas de mortalidade e incapacidade, tendo participação em cerca de 8,8 a 16,6% do total da carga de doença em decorrência das condições de saúde em países de baixa e média renda, respectivamente. Podemos citar como exemplo a ocorrência da depressão, com projeções de ser a segunda maior causa de incidência de doenças em países de renda média e a terceira maior em países de baixa renda até 2030, segundo a OMS.

Entre os problemas prioritários de saúde mental, além da depressão estão a psicose, o suicídio, a epilepsia, as síndromes demenciais, os problemas decorrentes do uso de álcool e drogas e os transtornos mentais na infância e adolescência. Nos casos de crianças com quadros psiquiátricos, estas tendem a enfrentar dificuldades importantes no ambiente familiar e escolar, além de problemas psicossociais, o que por vezes se estende à vida adulta.

Considerando tanto os declínios próprios do desenvolvimento normal quanto os prejuízos decorrentes dos transtornos mentais, torna-se necessária a criação de programas de intervenções que possam minimizar o impacto dessas condições. No escopo das ações, estas devem contemplar programas voltados para os treinos cognitivos, habilidades socioemocionais e comportamentais.

Com base nesta argumentação, o Serviço de Psicologia e Neuropsicologia do Instituto de Psiquiatria do Hospital das Clínicas da Faculdade de Medicina da Universidade de São Paulo, em parceria com a Editora Manole, apresenta a série Psicologia e Neurociências, tendo como população-alvo crianças, adolescentes, adultos e idosos.

O objetivo desta série é apresentar um conjunto de ações interventivas voltadas para pessoas portadoras de quadros neuropsiquiátricos com ênfase nas áreas da cognição, socioemocional e comportamental, além de orientar pais e professores.

O desenvolvimento dos manuais da Série foi pautado na prática clínica em instituição de atenção a portadores de transtornos mentais por equipe multidisciplinar. O eixo temporal das sessões foi estruturado para 12 encontros, os quais poderão ser estendidos de acordo com a necessidade e a identificação do profissional que conduzirá o trabalho.

Destaca-se que a efetividade do trabalho de cada manual está diretamente associada à capacidade de manejo e conhecimento teórico do profissional em relação à temática a qual o manual se aplica. O objetivo não representa a ideia de remissão total das dificuldades, mas sim da possibilidade de que o paciente e seu familiar reconheçam as dificuldades peculiares de cada quadro e possam desenvolver estratégias para uma melhor adequação à sua realidade. Além disso, ressaltamos que os diferentes manuais podem ser utilizados em combinação.

CONTEÚDO COMPLEMENTAR

Os *slides* em versão colorida para uso nas sessões de atendimento estão disponíveis no *site*:

manoleeducacao.com.br/conteudo-complementar/saude

(*Voucher*: SAUDEMENTAL)

Durante o processo de edição desta obra, foram tomados todos os cuidados para assegurar a publicação de informações precisas e de práticas geralmente aceitas. Do mesmo modo, foram empregados todos os esforços para garantir a autorização das imagens aqui reproduzidas. Caso algum autor sinta-se prejudicado, favor entrar em contato com a editora.

Os autores e os editores eximem-se da responsabilidade por quaisquer erros ou omissões ou por quaisquer consequências decorrentes da aplicação das informações presentes nesta obra. É responsabilidade do profissional, com base em sua experiência e conhecimento, determinar a aplicabilidade das informações em cada situação.

INTRODUÇÃO

O Instituto de Psiquiatria do Hospital das Clínicas da Faculdade de Medicina da Universidade de São Paulo (IPq-HCFMUSP) é o mais avançado e moderno centro de psiquiatria e saúde mental da América do Sul. A estrutura do IPq-HCFMUSP conta com ambulatórios, unidades de internação, laboratórios, serviços de diagnóstico, hospital-dia, centros de reabilitação, psicoterapia, odontologia, além de um moderno centro de neurocirurgia funcional. O IPq-HCFMUSP iniciou suas atividades em abril de 1952.

O Hospital Dia do IPq-HCFMUSP conta com uma equipe que trabalha de maneira interdisciplinar para oferecer atendimento de qualidade a pacientes com transtorno mental grave (TMG). A equipe interdisciplinar conseguiu organizar uma grade de atividades composta por grupos de psicoterapia, terapia ocupacional, atividades físicas e corporais, acupuntura, práticas alternativas e os grupos de reabilitação cognitiva-funcional.

Proposta

Este manual surgiu a partir dessa experiência do trabalho interdisciplinar pelas neuropsicólogas e terapeuta ocupacional do Hospital Dia, realizando grupos com os pacientes desse serviço desde 2010.

O objetivo é delinear ações para um programa de intervenção de estimulação cognitiva e funcional voltado para pacientes com TMG, que apresentem déficits cognitivos e funcionais.

Para quem se destina este manual

Este manual pode ser utilizado por dois grupos de profissionais: psicólogo com especialização em Neuropsicologia e Saúde Mental em parceria com terapeuta ocupacional especialista em Saúde Mental.

O programa deve ser ministrado por pessoas treinadas tanto em consultório quanto em instituições públicas e privadas (formato individual ou grupo).

Nas referências também são sugeridos os materiais de apoio para execução do programa. É importante ressaltar que eles podem ser adaptados e ajustados por profissionais qualificados quando identificadas necessidades a partir da demanda de cada grupo. Sugere-se então que este programa seja aplicado na população de pacientes com TMG (disfuncionais na vida prática).

Justificativa

O programa é dirigido às pessoas com TMG entre 18 e 55 anos de idade para a melhora no funcionamento cognitivo e funcional.

O nível de gravidade dos problemas de pacientes com TMG pode ser determinado por meio de escalas de avaliações clínicas, testes neuropsicológicos e funcionais.

O programa não é direcionado para indivíduos com deficiência intelectual grave ou não alfabetizados, dada a necessidade de leitura e escrita para a realização de algumas atividades.

Visto a importância da melhora da qualidade de vida desses pacientes, o treinamento cognitivo e funcional considera que não basta o treino em uma atividade específica, mas sim que o ensino de um conjunto determinado de tarefas pode ter alcance nas ocupações da vida diária[1].

Além disso, essas técnicas devem estar associadas a orientações tanto para os pacientes quanto para os familiares. Em casos como a esquizofrenia, por exemplo, a medicação é utilizada como primeira linha de tratamento, porém atuam na remissão de sintomas e não na melhora funcional do sujeito[2]. A medicação pode ser fornecida na atenção básica e em ambientes de tratamento de saúde mental de pacientes ambulatoriais por especialistas.

Este programa deve ser administrado em Centro de Atenção Psicossocial (CAPS), ambulatórios de especialidades, hospitais-dia e enfermarias psiquiátricas.

A estimulação cognitiva e funcional, como instrumento de reabilitação para pacientes psiquiátricos, baseia-se nos conceitos da reabilitação neuropsicológica, ciência que se propõe a oferecer subsídios teóricos e práticos para tratar déficits cognitivos e alterações do comportamento, a fim de promover o melhor aproveitamento das capacidades preservadas. Isso também é possível pelo aprendizado de estratégias compensatórias e pela aquisição de novas habilidades[1].

As propostas de generalização baseiam-se no método OGI (*occupational goal intervention*), que tem como objetivo traçar planos de organização e planejamento como treino das funções executivas para proporcionar a melhora do desempenho em atividades instrumentais de vida diária (AIVD). No estudo realizado por Katz et al.[3], indivíduos com esquizofrenia apresentaram melhora no desempenho de tarefas cotidianas após a intervenção com o método OGI. Assim, a utilização desse método neste programa é mais um recurso para a melhora da funcionalidade, contribuindo para a reabilitação cognitiva de indivíduos com TMG.

Dessa forma, este manual constitui-se em mais uma ferramenta para o manejo clínico de pacientes com TMG, visto que a melhora cognitiva e funcional deverá refletir nas atividades de vida diária e vida prática que realizam em seu cotidiano.

As intervenções deste manual não devem ser isoladas das outras intervenções, que também são úteis para o sujeito, como acompanhamento psiquiátrico ou psicoterápico.

ETAPAS OU FASES DE EXECUÇÃO

Recepção dos encaminhamentos	Os encaminhamentos poderão vir de qualquer profissional da área da saúde que identifique que o paciente tenha queixas cognitivas e dificuldade na realização de atividades de vida diária e vida prática	O número de participantes por grupo pode variar de acordo com a disponibilidade de espaço e número de profissionais
Convocação dos pacientes por telefone	Após o recebimento dos encaminhamentos, deve ser realizado o contato com os pacientes. Nesse contato, devem-se confirmar o interesse e a disponibilidade para o agendamento da triagem	O contato pode ser por telefone ou pessoalmente dentro da instituição
Triagem	Momento do levantamento da história de vida, das queixas cognitivas e do histórico ocupacional do paciente	Tempo médio: 1 hora
Avaliação neuropsicológica	Aplicação da bateria breve de avaliação neuropsicológica e de escalas para avaliação de qualidade de vida, adequação social e funções executivas	Tempo médio: 2 horas
Avaliação da terapia ocupacional	Aplicação das escalas e do teste para avaliação funcional	Tempo médio: 2 horas
Execução do programa	Sugere-se que cada grupo se inicie com pelo menos 6 participantes	Duração: 3 meses; 2 vezes/semana
Avaliação final	Após a finalização do grupo os pacientes devem voltar a preencher as escalas aplicadas antes do início. Essas escalas podem ser utilizadas para comparar os resultados	Em torno de 2 horas
Avaliação *follow-up*	Sugere-se uma entrevista de avaliação após 3 meses do encerramento do grupo com reaplicação das escalas (para verificar manutenção dos resultados)	Em torno de 2 horas

TREINAMENTO

Sessão 1

Objetivo: apresentação do programa e contrato para as sessões.
Material necessário:
- Sugere-se o uso de um computador (salvar a apresentação desta sessão com antecedência).
- Projetor quando possível, para apresentar a aula em *slides* (dependendo da disponibilidade da sala, a apresentação pode ser na tela do computador).

Procedimento

Este primeiro encontro é feito com os *slides* (disponíveis em versão colorida para *download*), intitulados "Sessão 1". Na primeira etapa da sessão, são apresentadas informações sobre a importância de estimular as funções cerebrais, gerando discussão e buscando a sensibilização dos participantes para adesão ao tratamento, o que também é reforçado na segunda etapa da sessão, com exposição do contrato de trabalho. O exemplo de contrato se encontra no mesmo *slide* da Sessão 1, na qual se apresenta o programa, explicando que é dividido em módulos. No contrato, aborda-se o dia da semana em que a sessão irá ocorrer e o número de sessões necessário para a conclusão, além do horário e local. Enfatiza-se a importância da assiduidade e da realização das propostas.

Mediação

- É importante que haja um espaço para que os participantes exponham suas queixas e percepções sobre suas dificuldades cognitivas.

- Os participantes também são alertados quanto às condições necessárias para participar ou condições que podem prejudicar a participação, assim como sobre a necessidade de persistência para não desistir diante das dificuldades, momento em que são alertados a procurar o coordenador.

Esta sessão é finalizada com o agendamento para a próxima sessão.

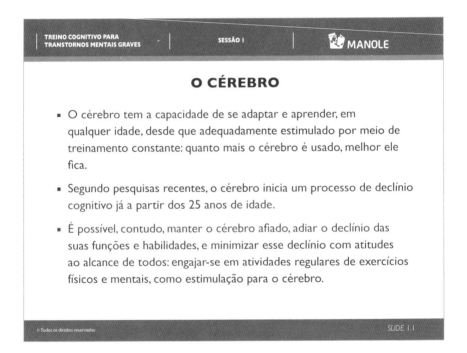

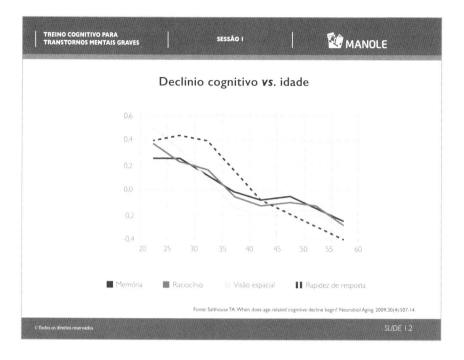

A SAÚDE DO CÉREBRO

- Aprender é modificar o cérebro com a experiência. Quanto mais você se esforça, mais aprende e melhor você fica naquilo que pratica.
- Manter o cérebro ativo também é fundamental para evitar as perdas que vêm com a idade.
- Motivação é fundamental. Vendo seu desempenho melhorar, você ganha autoconfiança e vontade de continuar aprendendo e mantendo seu cérebro sempre ativo.
- O cérebro custa caro em energia e nutrientes; todas as capacidades que não são usadas vão aos poucos enfraquecendo para ceder recursos às funções que são de fato úteis.
- Por isso, é importante manter o cérebro ativo com atividades variadas. Mas isso não basta; um estilo de vida saudável também é fundamental.

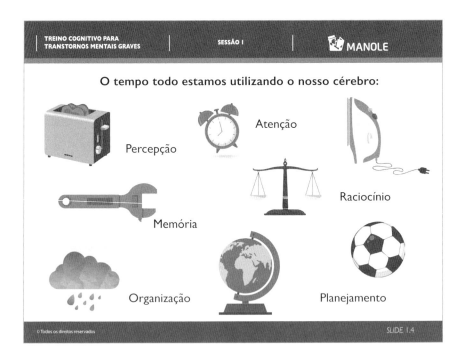

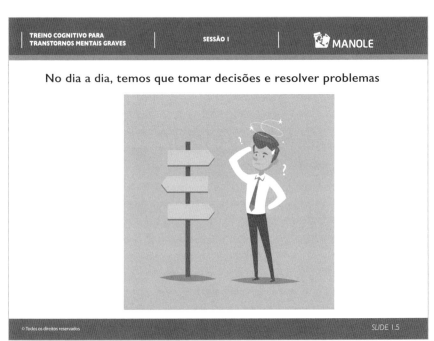

| TREINO COGNITIVO PARA TRANSTORNOS MENTAIS GRAVES | SESSÃO I | MANOLE |

- Nossas atividades mentais ocorrem no contexto de ambientes repletos de estímulos, relevantes ou não, que se sucedem de modo ininterrupto.
- Os estímulos que nos cercam são selecionados de acordo com os objetivos pretendidos (conscientes ou não).
- Diversas funções cognitivas são ativadas (ex.: atenção, memória, raciocínio).

SLIDE 1.6

| TREINO COGNITIVO PARA TRANSTORNOS MENTAIS GRAVES | SESSÃO I | MANOLE |

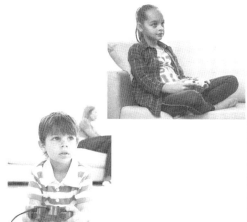

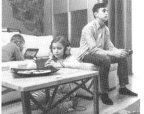

SLIDE 1.7

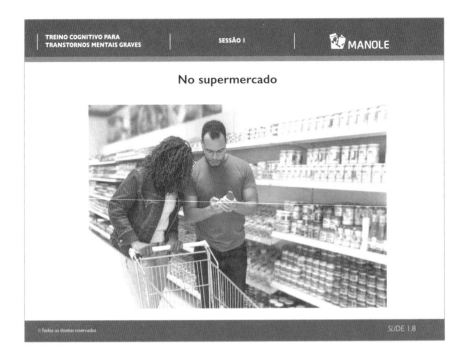

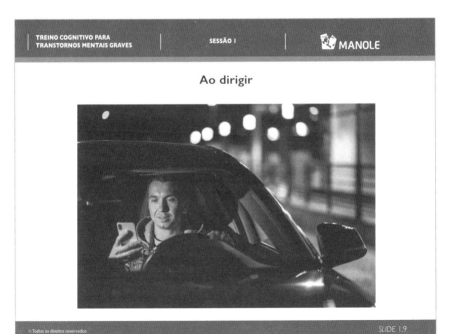

No trabalho

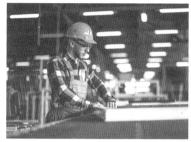
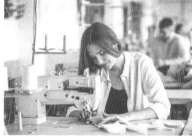

FATORES QUE PODEM EXERCER INFLUÊNCIA:

- Desgate físico e mental – estresse.
- Sono e fome.
- Humor (ex.: depressão).
- Dores (ex.: enxaqueca).
- Alterações orgânicas (ex.: tireoide).
- Baixa motivação.
- Ansiedade elevada.

QUANDO SE APLICA O TREINO COGNITIVO?

- A atividade laboral requer o pleno funcionamento dos processos cognitivos (atenção, memória, raciocínio etc.).
- A atenção serve como porta de entrada para que os estímulos sejam processados e aprendidos.
- Quando as capacidades cognitivas se mostram ineficientes, aplica-se o treino cognitivo.
- É importante também considerar os fatores que podem estar interferindo no baixo rendimento (orgânicos e emocionais).

TREINAMENTO PARA O CÉREBRO

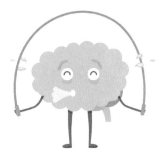

TREINO COGNITIVO

- Atividades de estimulação por meio de exercícios que serão aplicados em etapas por grau de dificuldade.
- Ensino de estratégias por meio de dicas práticas que poderão ser utilizadas no dia a dia.

PROGRAMA E CONTRATO

- Duração: 13 sessões.
- Frequência: de 1 a 2 encontros semanais (1h30 de duração)
- Horário: _____
- Início: _____

MÓDULOS:

1. Atenção
2. Memória
3. Funções executivas

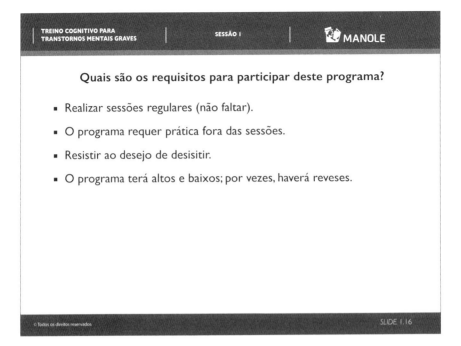

Sessão 2

Objetivo: treino de atenção visual e de autoinstrução.

Material necessário:
- Imprimir dos *slides* da Sessão 2: exercícios de rastreamento visual 1 (duas folhas com estímulos simples; letras alinhadas e símbolos alinhados); rastreamento visual 2 (duas folhas com estímulos randomizados; letras e símbolos).
- Lápis preto (um para cada participante).
- Borracha.
- Computador para apresentação dos exercícios e correção.

Procedimento

Com auxílio dos coterapeutas, são distribuídos a folha de exercício 1 da Sessão 2 e um lápis para cada participante. A presença de coterapeutas possibilita observação individual dos participantes, porque podem auxiliar para que todos concluam as atividades.

Instrução geral para todos os exercícios da sessão
- Para todos os exercícios o terapeuta coordenador solicita que aguardem a instrução para começarem ao mesmo tempo.
- Devem realizar o cancelamento do estímulo-alvo indicado a cada exercício.
- No final, devem somar o total de estímulos encontrados.
- A conferência em grupo é realizada ao término de cada exercício.

Instrução para o exercício I
- Com auxílio de lápis, os participantes são instruídos a cancelar (passar um traço) sempre que encontrarem o estímulo-alvo (letra A).
- Também são orientados a realizar o exercício seguindo linha a linha, como se estivessem lendo um texto.
- No final de cada linha, devem anotar o número de estímulos encontrados.
- Quando todos concluírem o exercício, inicia-se a conferência em grupo e passa-se para o exercício seguinte.

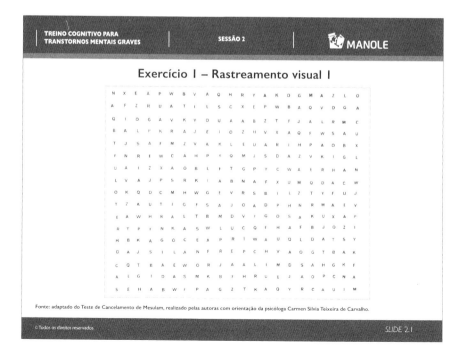

Instrução para o exercício 2
- Com auxílio de lápis, os participantes são instruídos a cancelar (passar um traço) sempre que encontrarem o estímulo-alvo (†).
- Também são orientados a realizar o exercício seguindo linha a linha, como se estivessem lendo um texto.
- Devem anotar o número de estímulos encontrados ao final de cada linha.
- Ao concluir todo o exercício, devem somar o total de estímulos encontrados.
- Após a conferência em grupo, passa-se para o exercício seguinte.

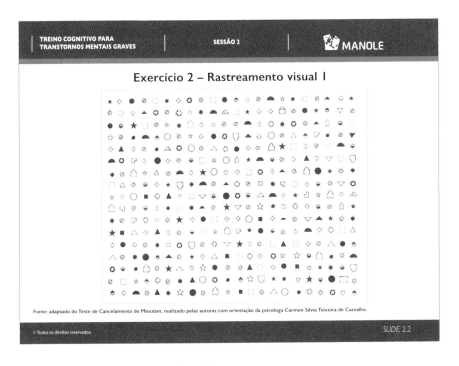

Instrução para o exercício 3
- Com auxílio de lápis, os participantes são instruídos a cancelar (passar um traço) sempre que encontrarem o estímulo-alvo (letra A).
- Para os estímulos randomizados, são orientados a numerar imediatamente após cada corte para a soma ser realizada sem erros.
- Quando todos concluírem o exercício, inicia-se a conferência em grupo e passa-se para o exercício seguinte.

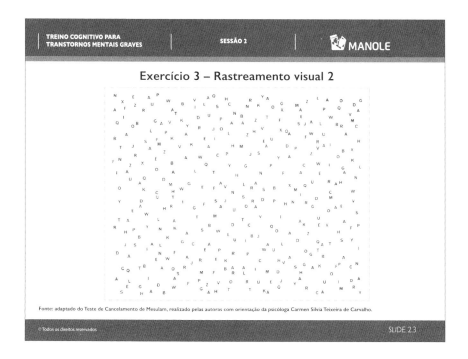

Instrução para o exercício 4
- Com auxílio de lápis, os participantes são instruídos a cancelar (passar um traço) sempre que encontrarem o estímulo-alvo (✝).
- Também são orientados a numerar imediatamente após cada corte para a soma ser realizada sem erros.

Fechamento
- Após a conferência de cada exercício ser concluída pelo grupo, o terapeuta estimula a discussão sobre as dificuldades encontradas, apontando se seguiram as instruções e se criaram novas estratégias.
- Propõem-se possibilidades de generalização do treino para outras atividades do dia a dia. Levanta-se a discussão sobre dificuldades que possuem para ler livros, por exemplo. Sugerir que voltem a praticar leituras com textos pequenos e que despertem o interesse.

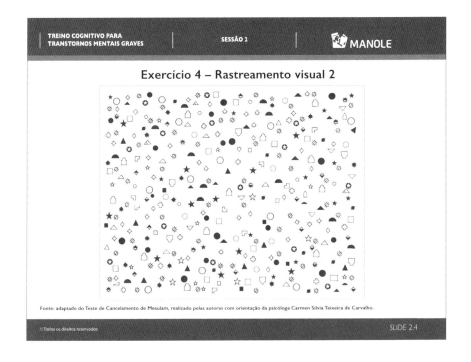

Mediação

Durante a execução dos exercícios, coordenador do grupo e coterapeutas distribuem-se pela sala observando os trabalhos individuais, sempre reforçando a instrução inicial, visando à conclusão da atividade sem erros.

Durante a atividade, os terapeutas também observam as estratégias de execução de cada participante, para no final do encontro abrir para discussão.

Gabarito

Slide 2.1. Letra A, soma por linha: 4-3-3-2-2-2-3-2-4-3-3-2-2-2-3; total: 40.
Slide 2.3. Símbolo, soma por linha: 3-2-2-2-1-2-3-2-2-1-3; total: 23.
Slide 2.4. Letra A; total: 23.
Slide 2.5. Símbolo; total: 16.

Sessão 3

Objetivo: generalização do treino de rastreamento visual – mosaico.

Material necessário:
- Imprimir a ficha do Plano de Intervenção Baseada na Atividade Dirigida (OGI).
- Peças de madeira em MDF na medida de 10 cm x 8 cm.
- Tinta plástica de cores variadas.
- Pincéis tamanhos 12 e 18.
- Pote com água.
- EVA e papel cartão em diversas cores, já recortados em formas geométricas (quadrado, triângulo, retângulo).
- Imprimir as figuras da Sessão 3 para ter como molde ou outras figuras de sua escolha.

Procedimento – Atividade de mosaico.

Antes de iniciar a tarefa, aplicar a ficha do OGI, que foi adaptada pelo Serviço de Terapia Ocupacional do IPq-HCFMUSP e se encontra no *Slide* 3.1.

Apresentar para o grupo figuras geométricas (triângulo, quadrado e retângulo) já preparadas (podem ser em peças de madeira, pastilhas, cartolina ou EVA).

Se houver disponibilidade de 2 horas para esta sessão, sugere-se que na primeira etapa os próprios participantes recortem as figuras geométricas coloridas pré-impressas em cartolina ou papel cartão (podem ser coloridas ou para os próprios participantes pintarem). Também podem desenhar e recortar em EVA.

Com o material pronto, apresentar os desenhos impressos para esta sessão e citar obras como as do artista Romero Brito.

Os praticantes são orientados a preencher o desenho com os materiais fornecidos.

Os participantes devem receber auxílio dos terapeutas e coterapeutas, que não devem fazer as atividades para eles, mas auxiliá-los na organização da atividade para que consigam concluir.

Fechamento

O grupo finaliza quando todos concluírem a atividade e discute-se sobre o aprendizado da técnica.

Em seguida completa-se a ficha do Plano de Intervenção Baseada na Atividade Dirigida (OGI), estimulando a discussão sobre melhora em atividades cotidianas que requerem atenção visual, como leituras.

Mediação

Durante a execução da atividade, os terapeutas circulam pela sala e auxiliam os participantes a realizarem a técnica, estimulando a autonomia na escolha da figura e das cores.

TREINO COGNITIVO PARA TRANSTORNOS MENTAIS GRAVES | **SESSÃO 3** | **MANOLE**

PROGRAMA DE TERAPIA OCUPACIONAL
PLANO DE INTERVENÇÃO BASEADA NA ATIVIDADE DIRIGIDA (OGI)
(Adaptado pelo Serviço de Terapia Ocupacional do IPq-HCFMUSP)

Nome: _____ Data: ___/___/___

Atividade escolhida: _____

1ª Etapa: PARE E PENSE
1. Nome da atividade escolhida: _____
2. Meta do dia: _____
   Vou conseguir alcançar a meta do dia: ( ) total   ( ) parcial   ( ) não vou conseguir
   Acredito que a nota do meu desempenho será: 1   2   3   4   5   6   7   8   9   10
   Tempo estimado para concluir a meta do dia: _____

2ª Etapa: PLANEJE
3. Materiais utilizados: _____
4. Etapas da tarefa (passo a passo): _____

3ª Etapa: EXECUTE A TAREFA

4ª Etapa: AVALIE
5. O que achou mais difícil: _____
6. O que mais gostou: _____
7. Algo não saiu como esperava? O quê? _____
8. O que faria diferente: _____
9. A meta foi alcançada: ( ) sim   ( ) não   ( ) parcialmente
   Tempo utilizado para concluir a meta do dia: _____

© Todos os direitos reservados   SLIDE 3.1

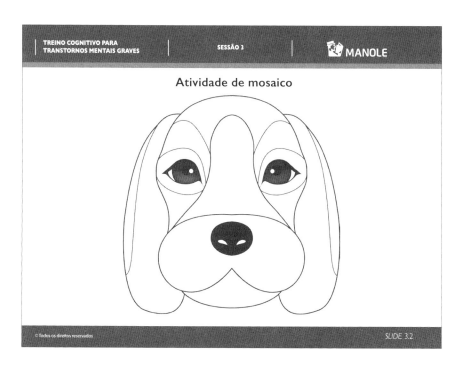

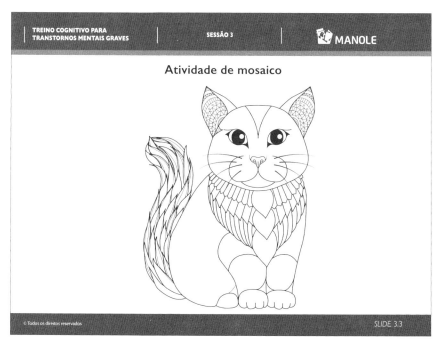

Sessão 4

Objetivo: treino de atenção visual 2.
Material necessário:
- Imprimir uma cópia para cada participante da Sessão 4, treino de atenção visual 2 (texto e folha de resposta), apresentado nos *slides*.
- Lápis preto (um para cada participante).
- Borracha.
- Computador para apresentação dos exercícios e correção.

Procedimento
- Distribuir para cada participante as folhas que contêm o texto simples e um lápis para cada um.
- Dar a opção de um participante ler em voz alta para todos ou cada um ler um parágrafo.
- Após a primeira leitura em voz alta, instruir que cada um leia silenciosamente.
- Instruí-los a responder às perguntas que estão abaixo do texto de forma individual e silenciosa.
- Aguardar a conclusão de todos.

Correção
- O coordenador do grupo pode sugerir que um participante diga a sua resposta para a primeira questão.
- Cada participante é estimulado a dizer se encontrou a mesma resposta.
- Havendo discordância, sugere-se a conferência em grupo, relendo cada parágrafo.
- Segue-se a correção para as demais perguntas, seguindo o mesmo padrão de concordância entre as respostas e reportando a partes do texto, para todos encontrarem a resposta correta.

Fechamento
- Ao concluir a correção, abre-se espaço para esclarecimentos sobre o texto. Por exemplo: pode-se questionar se entendem o significado da

palavra chinesa *Feng Shui* (esclarecendo que é uma arte tradicional chinesa de suporte à arquitetura em projetos de habitação e de escolha dos móveis para a decoração. Os termos se referem às palavras "vento" e "água", que, de acordo com a cultura chinesa, equivalem a saúde, felicidade, paz e prosperidade).
- Suscita-se uma discussão sobre em quais situações na vida devem fazer uso de atenção visual com mais detalhes.
- Os terapeutas também podem dar exemplos, como para pegar o ônibus correto para chegar ao hospital, para dirigir o carro e atravessar a rua.

Mediação
- Durante a leitura silenciosa, o coterapeuta fica à disposição para esclarecer dúvidas, assim como durante toda a atividade.
- Após todos concluírem, os pacientes são estimulados a participar da correção.
- Os terapeutas conduzem a discussão, esclarecendo as diferenças nas respostas e as dúvidas que possam surgir.

TREINO COGNITIVO PARA TRANSTORNOS MENTAIS GRAVES | **SESSÃO 4** | **MANOLE**

Nome: _____ Data: _____

Leia o texto com atenção e responda as perguntas a seguir:

Os girassóis

Girassol é o nome popular de uma planta cujo significado é "flor do sol". Ela possui a peculiaridade de girar seu caule e posicionar sua flor na direção do sol. Por esse mesmo motivo, recebe o nome de heliotrópica. Seu nome científico é *Helianthus annuus*.

É uma planta originária da América do Norte.

Há vários símbolos para o girassol. O mais comum é o da felicidade, por isso é muito usada em decoração e principalmente em *Feng Shui*. Pelo movimento da flor que acompanha o sol no decorrer do dia, também é símbolo de vitalidade, calor e lealdade.

Outro símbolo muito divulgado é o da fertilidade. Acredita-se pela crença popular que, deixando suas sementes ao sol, promove essa cura.

As sementes de girassol são muito utilizadas na indústria para fabricar óleos de cozinha, alimentos para pássaros e até biodiesel. São também utilizadas para fabricar sabonetes e lubrificantes. Costuma-se dizer que tudo do girassol é aproveitado, pois até seu caule é utilizado para a fabricação de papéis.

O girassol possui um caule muito alto, podendo atingir três metros de altura, por isso é também conhecido como altivo, visto que não se curva para o chão, e sim gira acompanhando o movimento solar.

A flor do girassol está associada a fama, longevidade, poder, nutrição e sucesso, motivo pelo qual a flor é tão explorada nas decorações.

Aparece nas artes por meio do pintor holandês Vincent van Gogh, com o quadro intitulado "Os girassóis", que está exposto na cidade de Arles, no sul da França.

© Todos os direitos reservados — SLIDE 4.1

| TREINO COGNITIVO PARA TRANSTORNOS MENTAIS GRAVES | SESSÃO 4 | MANOLE |

Responda às seguintes perguntas:

1. Quantas vezes aparece a palavra girassol no texto?

2. Qual produto se consegue extrair da semente do girassol?

3. Quais são os símbolos que são atribuídos ao girassol?

4. Os girassóis são nativos de qual continente?

5. Além das sementes, qual é a outra parte que se utiliza do girassol e o que produz?

© Todos os direitos reservados — SLIDE 4.2

Gabarito

1. 8 vezes.
2. Óleos de cozinha, alimentos para pássaros, biodiesel, sabonetes e lubrificantes.
3. Felicidade, vitalidade, calor, lealdade e fertilidade.
4. América do Norte.
5. Caule para fabricação de papéis.

Sessão 5

Objetivo: treino de atenção áudio-verbal.
Material necessário:
- Imprimir uma cópia para cada participante da folha de resposta (*Slides* 5.1 e 5.2) e da folha do terapeuta (*Slide* 5.3).
- Lápis preto (um para cada participante).
- Borracha.
- Computador para apresentação dos exercícios e correção.

Procedimento
- Distribuir uma folha de resposta para cada participante.

Instrução para o exercício 1
- O coordenador deve ler a sequência de palavras, conforme orientação na folha do terapeuta, orientando que os participantes escrevam as palavras na mesma sequência que ouvirem.
- A leitura é feita apenas uma vez, e passa-se para o item seguinte após todos concluírem a escrita.

Instrução para o exercício 2
- O coordenador deve informar que irá ler as frases apenas uma vez, alertando que devem tentar escrever toda a frase logo após a conclusão da leitura.
- Os participantes são alertados a atentar-se para todas as palavras, porque, se faltar uma palavra, a frase pode perder o sentido.
- Após todos concluírem a primeira frase, passa-se para a seguinte, até concluir o item 7, então passa-se para o terceiro exercício.

Instrução para o exercício 3
- Neste exercício os participantes são alertados de que devem conseguir retransmitir corretamente o recado que será lido.
- Neste exercício não precisam escrever todas as palavras, e sim as informações mais importantes.

| TREINO COGNITIVO PARA TRANSTORNOS MENTAIS GRAVES | SESSÃO 5 | MANOLE |

Nome: _____ Data: _____

Treino de atenção áudio-verbal

I) Anote as palavras na sequência ditada:
1. _____
2. _____
3. _____
4. _____
5. _____
6. _____

II) Anote as frases:
1. _____
2. _____
3. _____
4. _____
5. _____
6. _____
7. _____

© Todos os direitos reservados
SLIDE 5.1

| TREINO COGNITIVO PARA TRANSTORNOS MENTAIS GRAVES | SESSÃO 5 | MANOLE |

III) Escutem com atenção o recado que será lido para vocês. A cada pausa na leitura anote os principais pontos:

1. _____
_____
_____

2. _____
_____
_____

3. _____
_____
_____

4. _____
_____
_____

IV) Anote o que se lembrar da história que acabou de ouvir:
_____
_____
_____
_____

© Todos os direitos reservados
SLIDE 5.2

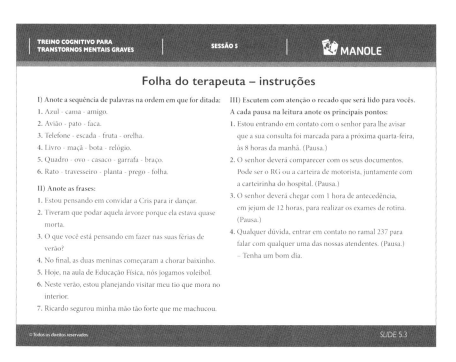

- O coordenador deve fazer uma pausa após a leitura de cada frase, orientando que devem anotar os pontos mais importantes.

Correção

A correção inicia-se solicitando que cada participante leia uma sequência de palavras e os demais são estimulados a dizer se houve omissões ou distorções que devem ser corrigidas para passar para a correção do exercício 2.

Cada participante lê uma frase e mantêm-se as mesmas orientações do primeiro, estimulando as comparações das respostas dos demais participantes.

Para a correção do exercício 3, cada participante (um por vez) deve ler como ficou o seu recado, e no final discute-se qual ficou mais completo.

Fechamento

Finaliza-se promovendo a discussão sobre a importância de se ater aos principais pontos de qualquer informação que for dita para eles, enfatizando que muitas vezes não é necessário se lembrar de tudo.

- Exercício 1: os terapeutas circulam pela sala, apenas observando o que os participantes conseguem escrever e orientando que, se houver esquecimento, devem passar para o exercício seguinte e aguardar a correção para completar.
- Exercício 2: os participantes são orientados a escrever apenas após o terapeuta terminar o anunciado e também para ficarem mais atentos na próxima frase se perderam algo na anterior.
- Exercício 3: os participantes são alertados para atentarem-se ao motivo do recado, a quem se destina, nome do contato, datas, horário, endereço e telefones.

Sessão 6

Objetivo: generalização do treino de atenção áudio-verbal.
Material necessário:
- Exercício 1 – Qual é a música?
  - Reprodutor de áudio ou celular.
  - Músicas gravadas.
  - Folhas de sulfite A4 para os participantes.
  - Lápis para escrever.
- Exercício 2 – Identificar as pessoas
  - Folhas de sulfite A4 para os participantes.
  - Lápis para escrever.
- Exercício 3 – Jogo do bingo
  - Jogo de bingo com as cartelas.

Procedimento

Aplicar a ficha do Plano de Intervenção Baseada na Atividade Dirigida (OGI), adaptada pelo serviço de Terapia Ocupacional do IPq-HCFMUSP) (ver *Slide* 6.1).
- Exercício 1: músicas pré-selecionadas são apresentadas e interrompidas, os pacientes são orientados a escrever a última frase que ouviram, posteriormente devem cantar a frase seguinte.
- Exercício 2: a partir da descrição de características, devem descobrir quem é a pessoa descrita. Pode ser uma pessoa famosa, algum pacien-

```
TREINO COGNITIVO PARA                SESSÃO 6                  MANOLE
TRANSTORNOS MENTAIS GRAVES

                    PROGRAMA DE TERAPIA OCUPACIONAL
            PLANO DE INTERVENÇÃO BASEADA NA ATIVIDADE DIRIGIDA (OGI)
                 (Adaptado pelo Serviço de Terapia Ocupacional do IPq-HCFMUSP)
    Nome: _____ Data: ___/___/___
    Atividade escolhida: _____
    1ª Etapa: PARE E PENSE
    1. Nome da atividade escolhida: _____
    2. Meta do dia: _____
        Vou conseguir alcançar a meta do dia:  ( ) total  ( ) parcial  ( ) não vou conseguir
        Acredito que a nota do meu desempenho será:  1  2  3  4  5  6  7  8  9  10
        Tempo estimado para concluir a meta do dia: _____
    2ª Etapa: PLANEJE
    3. Materiais utilizados: _____
    4. Etapas da tarefa (passo a passo): _____

    3ª Etapa: EXECUTE A TAREFA
    4ª Etapa: AVALIE
    5. O que achou mais difícil: _____
    6. O que mais gostou: _____
    7. Algo não saiu como esperava? O quê? _____
    8. O que faria diferente: _____
    9. A meta foi alcançada:   ( ) sim   ( ) não   ( ) parcialmente
        Tempo utilizado para concluir a meta do dia: _____

© Todos os direitos reservados                                SLIDE 6.1
```

te do grupo ou um terapeuta. É importante que seja uma pessoa que todos conheçam.
- Exercício 3: os participantes devem anotar na cartela cada número anunciado e avisar assim que completar o preenchimento.

Mediação
- Durante a realização das atividades, o coterapeuta fica à disposição para esclarecer dúvidas, assim como durante toda a atividade.
- Após todos concluírem, os pacientes são estimulados a participar da correção.
- Os terapeutas conduzem a discussão, esclarecendo as diferenças nas respostas e as dúvidas que possam surgir.

Resultados
Relato no questionário de autopercepção sobre melhora em atividades que requerem atenção auditiva, como memorizar o que as pessoas falam e conseguir anotar recados.

Sessão 7

Objetivo: treino da memória verbal por categorias.
Material necessário:
- Imprimir uma cópia para cada participante da folha de resposta (*Slides* da Sessão 7).
- Lápis preto (um para cada participante).
- Borracha.

Procedimento
- As folhas de exercícios da Sessão 7 são distribuídas para cada paciente. Os participantes são orientados a ler uma lista de palavras (visualizada na folha de papel) para em seguida:
  1. Dividir por categoria.
  2. Lembrar das palavras a partir das categorias (pista).
  3. Lembrar das palavras sem pistas (o exercício é realizado com anotações na folha de papel).
- Agora, sem auxílio do papel, devem decorar uma lista de palavras (que será lida pela terapeuta): 1 – dividir por categoria; 2 – lembrar das palavras a partir das categorias (pista); 3 – lembrar das palavras sem pistas. O processo será feito sem anotações na folha de papel (somente de memória).
- A folha deve ser apresentada dobrada, permitindo a visualização apenas da etapa que estiver realizando (não é permitido consultar a anterior).

Mediação
Discutir com o grupo outras formas de associação (p. ex.: rimas, cheiros, ideias, lembranças, músicas).

Gabarito
Lista 1 – categorias: móveis, frutas, legumes.
Lista 2 – categorias: sobremesas, transportes, material escolar.
Lista 3 – categorias: animais, profissões, capitais.

| TREINO COGNITIVO PARA TRANSTORNOS MENTAIS GRAVES | SESSÃO 7 | MANOLE |

Nome: _____ Data: _____

Treino de memória

1) Lista de palavras:

Sofá	Uva	Armário
Maçã	Brócolis	Cenoura
Couve-flor	Cama	Laranja
Cadeira	Banana	Batata

2) Lista de palavras:

Chocolate	Brigadeiro	Sorvete
Trem	Caneta	Borracha
Lápis	Bolo	Carro
Metrô	Ônibus	Caderno

3) Lista de palavras:

Sofá	Médico	Elefante
Rio de Janeiro	Cachorro	Belo Horizonte
Jardineiro	Padeiro	Secretária
São Paulo	Curitiba	Cavalo

SLIDE 7.1

| TREINO COGNITIVO PARA TRANSTORNOS MENTAIS GRAVES | SESSÃO 7 | MANOLE |

1) Itens por categoria:

2) Itens por categoria:

3) Itens por categoria:

SLIDE 7.2

| TREINO COGNITIVO PARA TRANSTORNOS MENTAIS GRAVES | SESSÃO 7 | MANOLE |

1) Itens de memória:

2) Itens de memória:

3) Itens de memória:

SLIDE 7.3

| TREINO COGNITIVO PARA TRANSTORNOS MENTAIS GRAVES | SESSÃO 7 | MANOLE |

Nome: _____ Data: _____

Tarefa de casa

1) Lista de palavras:

Violino	Piano	Violão
Primavera	Verão	Pandeiro
Rosa	Outono	Inverno
Margarida	Violeta	Orquídea

2) Itens por categoria:

3) Itens de memória:

SLIDE 7.4

Sessão 8

Objetivo: generalização do treino da memória auditiva.
Material necessário:
- Reprodutor de música.
- Músicas gravadas (reprodutor de áudio ou celular com acesso a músicas).
- Folhas de sulfite A4 para os participantes.
- Lápis para escrever.

Procedimento

A partir de músicas conhecidas dos pacientes, colocá-las para tocar. Quando desligar, eles devem anotar a continuação da música.

Importante: este exercício deve ser realizado apenas com músicas conhecidas dos pacientes.

Mediação

- Durante a realização das atividades, o coterapeuta fica à disposição para esclarecer dúvidas, assim como durante toda a atividade.
- Após todos concluírem, os pacientes são estimulados a participar da correção.
- Os terapeutas conduzem a discussão, esclarecendo as diferenças nas respostas e as dúvidas que possam surgir. As dúvidas geralmente surgem em relação à música e à ordem das palavras, o que pode ser esclarecido de acordo com o que aparece no grupo.
- Os terapeutas também estimulam a discussão de situações reais, dizendo que consideram importante a atenção auditiva, pedindo exemplos de situações do dia a dia dos pacientes.

Sessão 9

Objetivo: treino de memória visual por associações.
Material necessário:
- Exercício 1:
  - Imprimir *Slides* 9.1 e 9.2.
- Exercício 2:
  - A apresentação é feita com cartazes que devem ser criados pelos terapeutas antes das sessões. Nesses cartazes, devem ser colados rostos de pessoas famosas (pessoas com profissões diferentes, como ator, cantor, governante e jogador de futebol) e de pessoas desconhecidas, que podem ser retirados de revistas. Devem ser separados conforme descrição da sessão (2 cartazes com 4 personagens famosos cada um).
  - Para a segunda parte, preparar o mesmo número de cartazes com pessoas desconhecidas.

Procedimento

Exercício 1 – Associação de formas.
- Os pacientes deverão reconhecer todas as figuras apresentadas em meio a outras que não foram expostas.
- Apresentar desenhos com as quatro formas geométricas básicas (círculo, quadrado, triângulo e retângulo) e deixá-las expostas sobre a mesa durante todo o exercício (pista visual).
- Em seguida, apresentar figuras de objetos que deverão ser associados às formas geométricas (p. ex.: fogão, laranja, chapéu de palhaço, lupa, câmera fotográfica e tabuleiro de xadrez), retirar as figuras dos objetos e depois de um breve intervalo (em torno de 15 s) solicitar que cada um anote na folha de respostas quais foram os objetos mostrados. Os pacientes deverão utilizar as pistas visuais para auxiliarem a recordação.

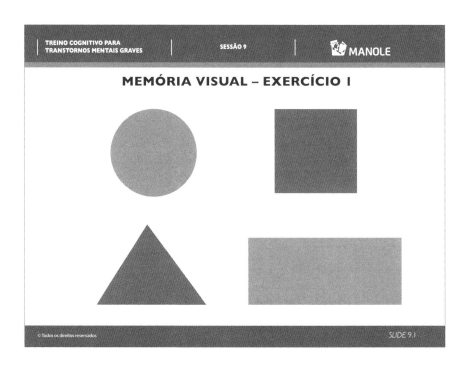
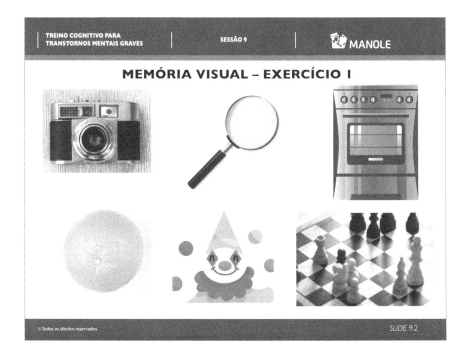

Exercício 2 – Memória para faces.
- 1ª etapa:
  - Apresentar ao grupo fotos de pessoas (conhecidas) e seus respectivos nomes (apresentação do cartaz que deve ser criado pelos terapeutas, com recordes de revistas).
  - Iniciar apresentando quatro rostos conhecidos, que deverão nomear no final da atividade.
  - Após a 1ª apresentação, questionar qual a profissão de cada um.
  - Apresentar mais quatro pessoas conhecidas (usar as mesmas estratégias).
  - Após um breve intervalo de 15 s, os participantes deverão nomear somente as pessoas apresentadas na primeira parte.

- 2ª etapa:

"A seguir serão apresentados quatro rostos de pessoas. Tente memorizar o nome de cada uma delas. Para ajudar, preste atenção nas características dessas pessoas (p. ex., cor da pele, olhos e cabelos, gênero, se é mais velho ou mais jovem) e associe aos nomes."

"A seguir, tente se lembrar do nome de cada uma das pessoas que foram apresentadas [apresentar as imagens sem os nomes]."

"Você conseguiu se lembrar de todos os nomes? Não? Tente também estas outras associações. Com quem estas pessoas se parecem? Algum artista, parente ou conhecido? O nome delas começa com que letra?"

Apresentar novamente.

"E agora? Você consegue se lembrar dos nomes?"

Apresentar novamente as imagens sem os nomes.

Apresentar novamente as imagens com os nomes para conferência.

"A seguir, serão apresentadas mais quatro pessoas. Tente memorizar o nome de cada uma delas."

Utilize as associações para ajudar a fixar os nomes.

"A seguir, tente se lembrar do nome de cada uma das pessoas que foram apresentadas (apresentar as imagens sem os nomes para nomearem)."

"Quais foram as associações utilizadas? Liste todas elas."

"Uma delas foi mais eficiente ou você utilizou todas elas?"

"Muito bom! Vamos para o próximo passo."

"A seguir, vamos ver se você reconhece quem eram as oito pessoas que foram apresentadas anteriormente."

"Tente se lembrar se você viu ou não os rostos destas pessoas."
Apresentar as imagens adicionando novos rostos (mais 16 rostos), para responder sim ou não.
Verifique as respostas corretas no próximo *slide*.

Mediação

O grupo deverá identificar itens que chamam a atenção nessas pessoas (p. ex., cor de cabelo, cor dos olhos, cor da pele, idade que aparentam, profissão, etc.) para ajudar na memorização. As fotos serão reapresentadas e os pacientes deverão se recordar dos nomes de cada pessoa utilizando, se necessário, as pistas que serão dadas pelo terapeuta (itens que foram selecionados anteriormente pelos próprios pacientes).

Discutir com o grupo outras formas de associação de objetos (p. ex., utilizar uma ou mais cenas para registrar os objetos, construir uma frase, etc.)

Tarefa para casa

Ao final da sessão, solicitar que tragam para o próximo encontro fotos de familiares para utilizarem no próximo exercício.

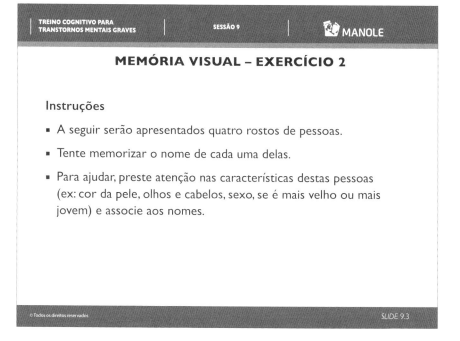

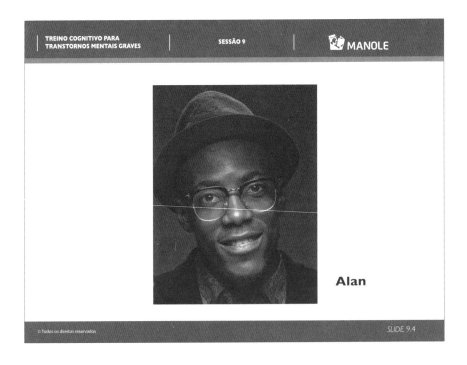

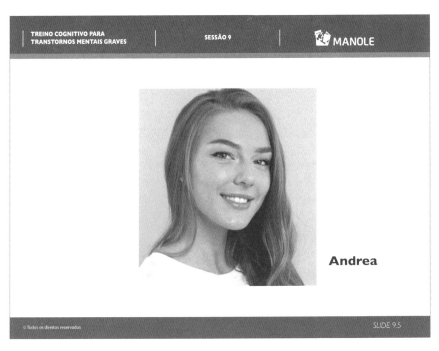

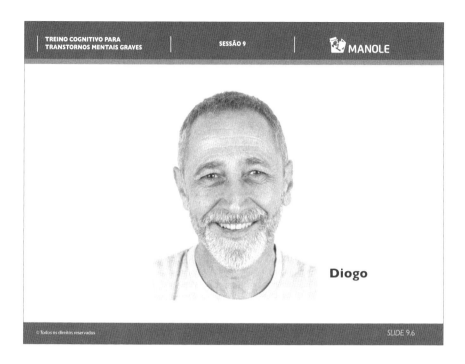

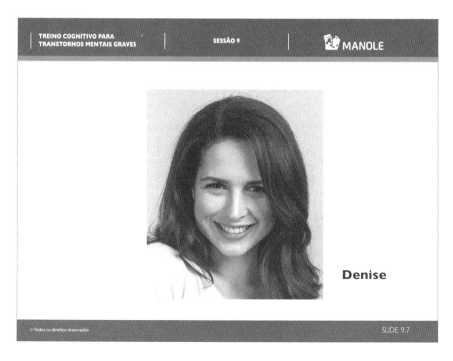

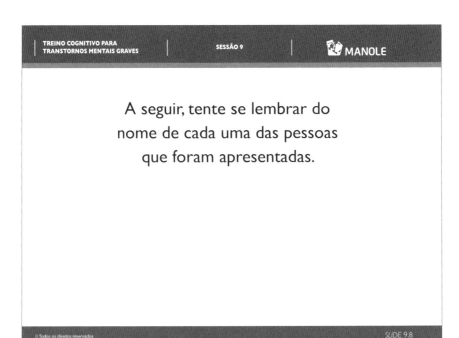

A seguir, tente se lembrar do nome de cada uma das pessoas que foram apresentadas.

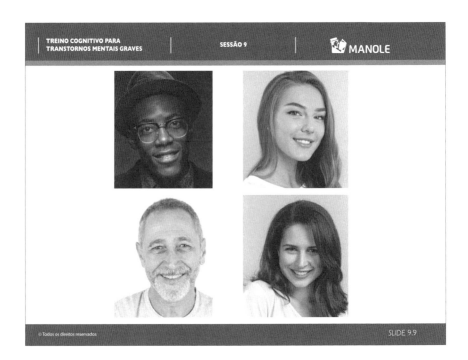

| TREINO COGNITIVO PARA TRANSTORNOS MENTAIS GRAVES | SESSÃO 9 | MANOLE |

Você conseguiu se lembrar de todos os nomes?

Não?

Tente também estas outras associações:

SLIDE 9.10

| TREINO COGNITIVO PARA TRANSTORNOS MENTAIS GRAVES | SESSÃO 9 | MANOLE |

- Com quem estas pessoas se parecem?
- Algum artista, parente ou conhecido?
- O nome delas começa com que letra?

SLIDE 9.11

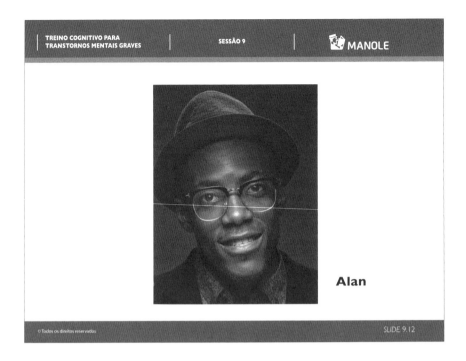

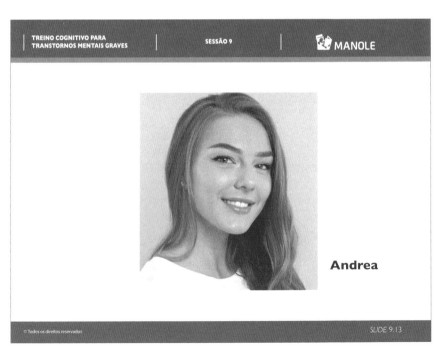

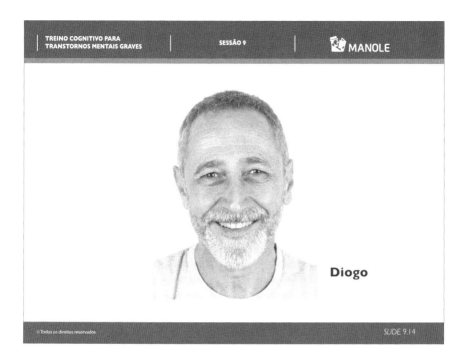

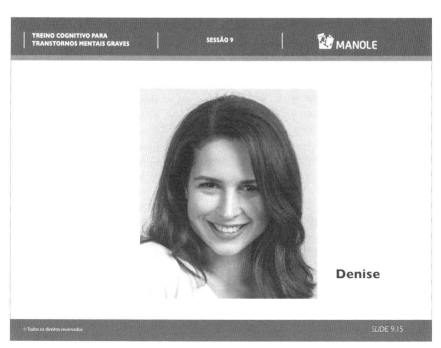

E agora?
Você consegue se lembrar dos nomes?

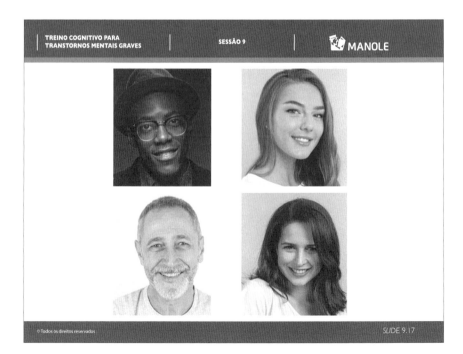

RESPOSTAS

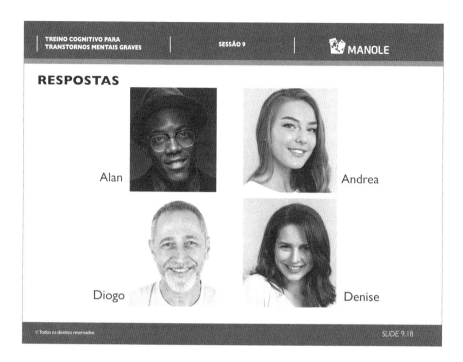

- A seguir, serão apresentadas mais quatro pessoas.
- Tente memorizar o nome de cada uma delas.
- Utilize as associações para ajudar a fixar os nomes.

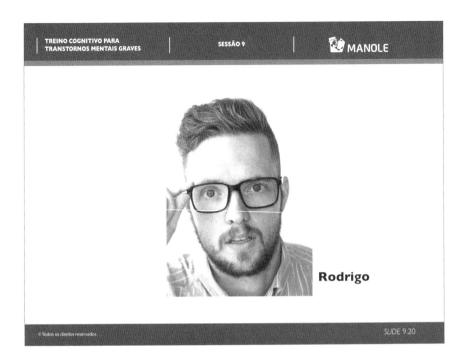

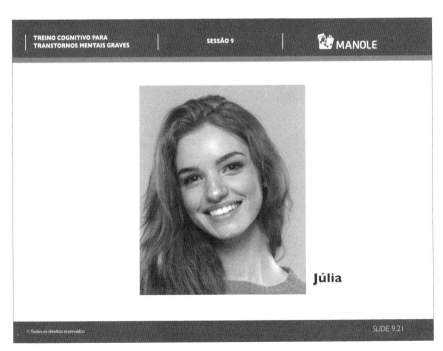

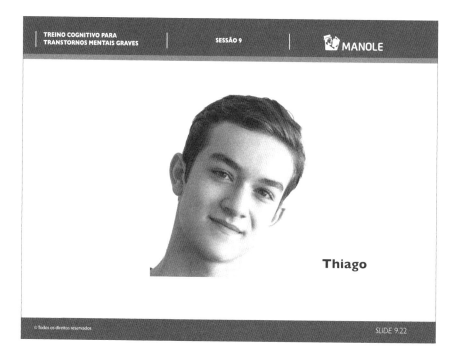

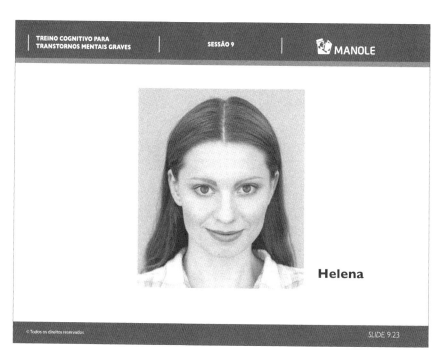

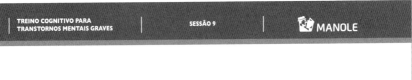

A seguir, tente se lembrar do nome de cada uma das pessoas que foram apresentadas.

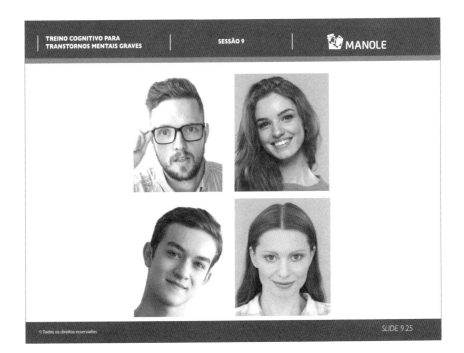

RESPOSTAS

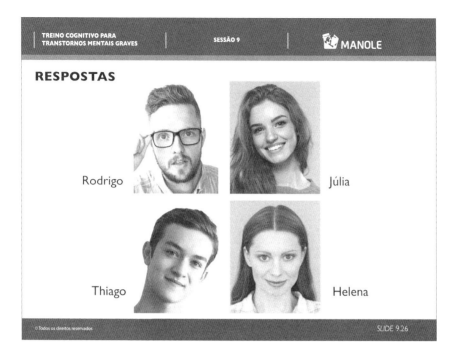

Rodrigo

Júlia

Thiago

Helena

- Quais foram as associações utilizadas?
- Liste todas elas.
- Uma delas foi mais eficiente ou você utilizou todas elas?
- Muito bom! Vamos para o próximo passo.

| TREINO COGNITIVO PARA TRANSTORNOS MENTAIS GRAVES | SESSÃO 9 | MANOLE |

- A seguir, vamos ver se você reconhece quem eram as oito pessoas que foram apresentadas anteriormente?
- Tente se lembrar se você viu ou não os rostos destas pessoas:

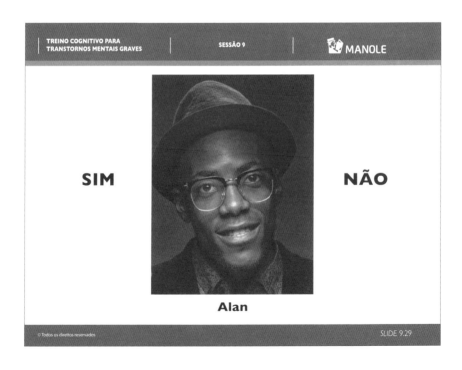

SIM NÃO

Alan

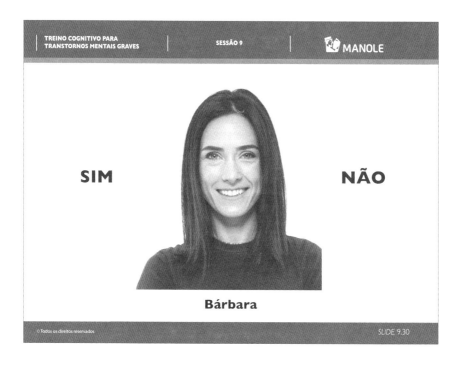
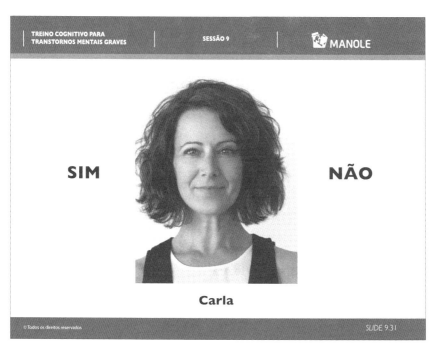

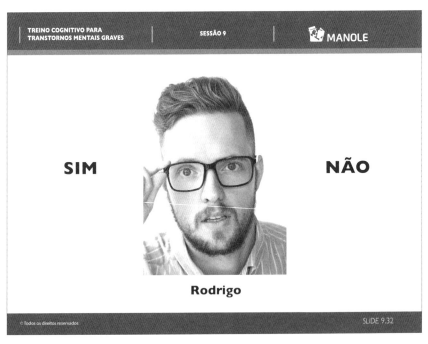
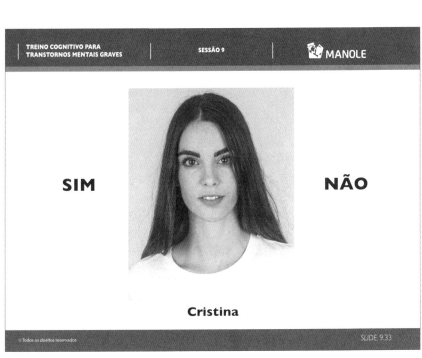

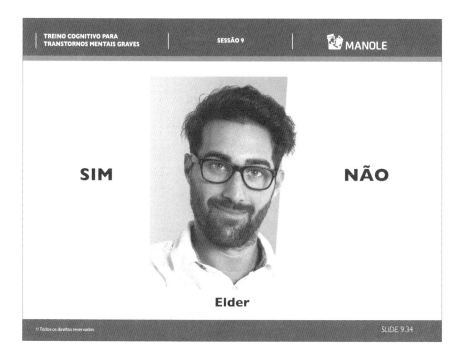
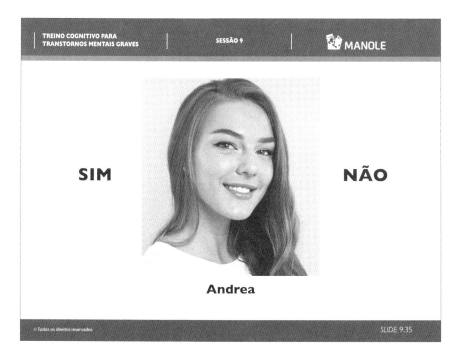

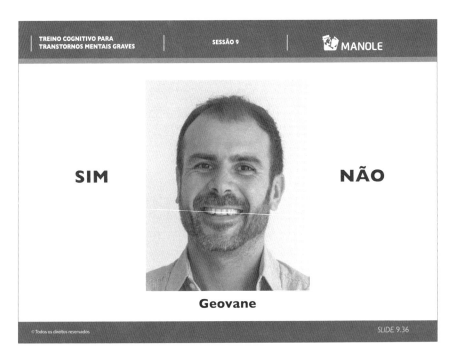

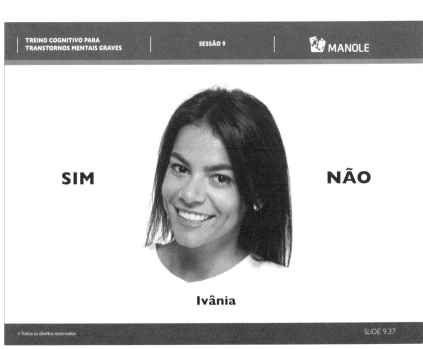

| TREINO COGNITIVO PARA TRANSTORNOS MENTAIS GRAVES | SESSÃO 9 | MANOLE |

SIM   **NÃO**

Júlia

SLIDE 9.38

| TREINO COGNITIVO PARA TRANSTORNOS MENTAIS GRAVES | SESSÃO 9 | MANOLE |

SIM   **NÃO**

Joice

SLIDE 9.39

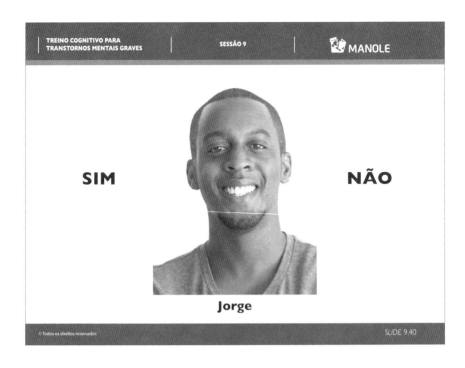
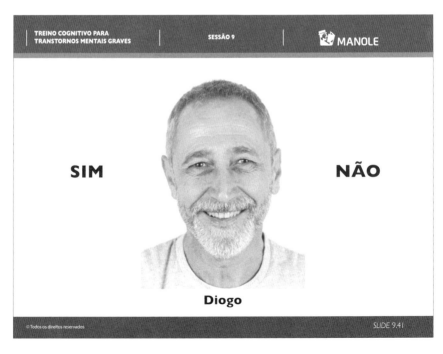

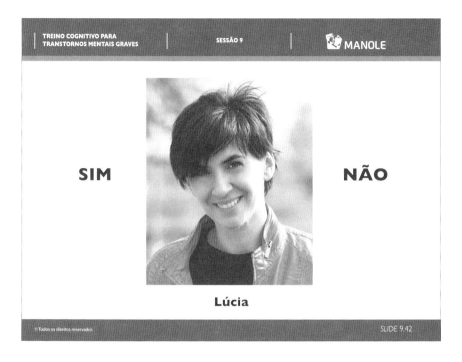

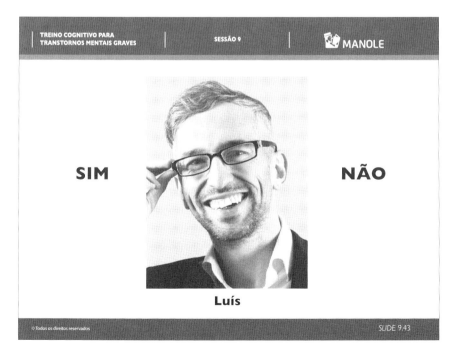

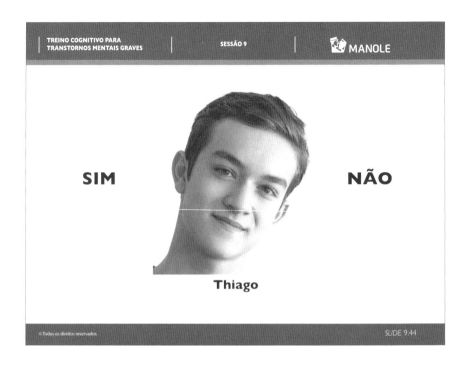

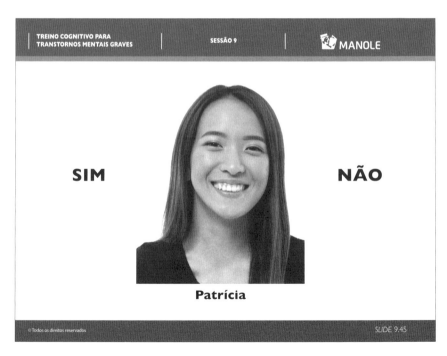

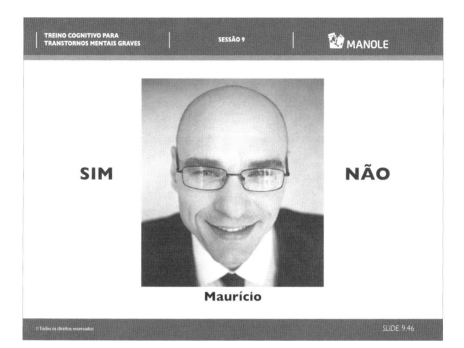
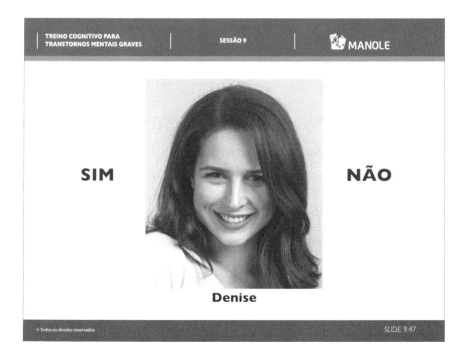

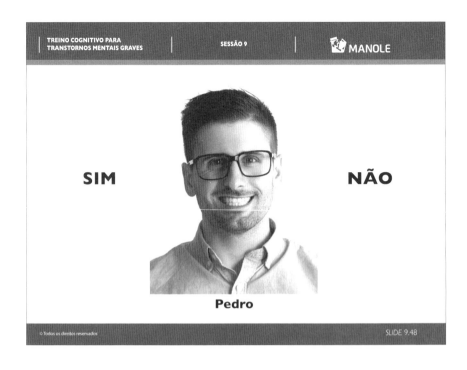

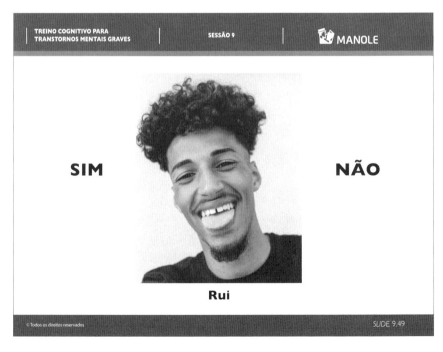

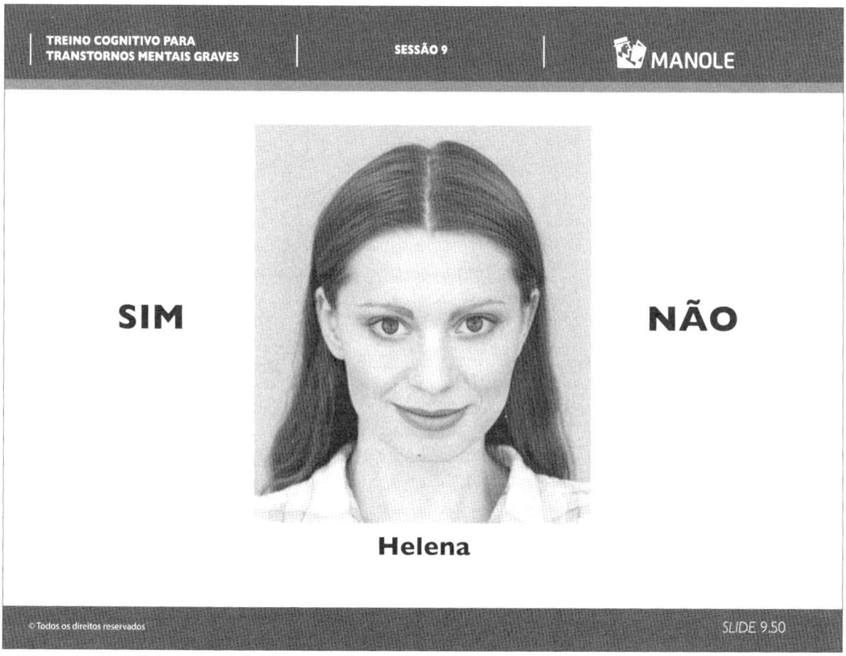

TREINAMENTO 61

| TREINO COGNITIVO PARA TRANSTORNOS MENTAIS GRAVES | SESSÃO 9 | MANOLE |

SIM **NÃO**

Helena

SLIDE 9.50

| 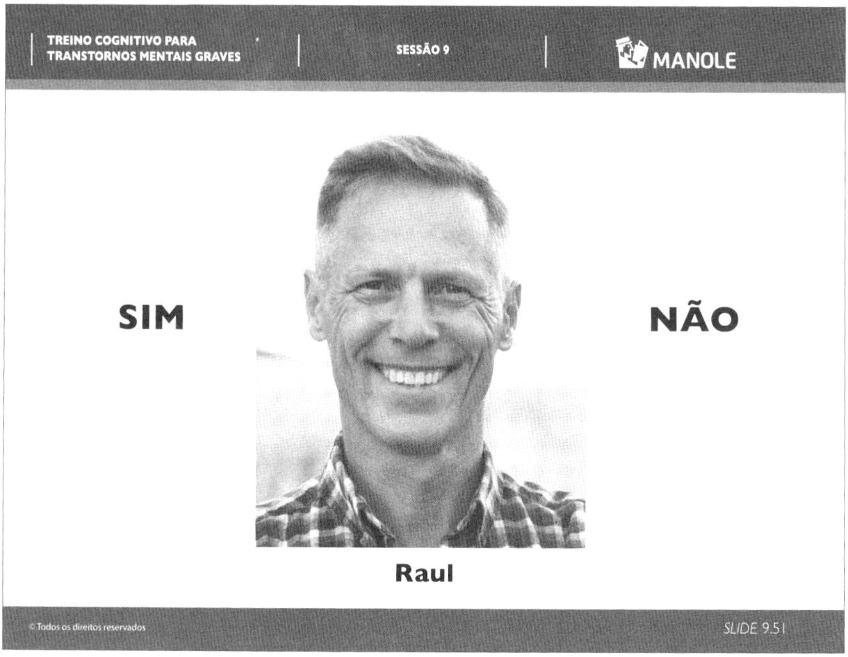 TREINO COGNITIVO PARA TRANSTORNOS MENTAIS GRAVES | SESSÃO 9 | MANOLE |

SIM **NÃO**

Raul

SLIDE 9.51

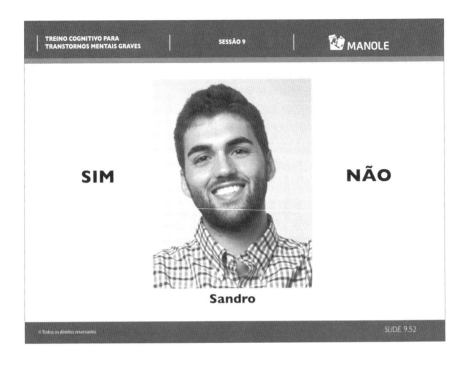
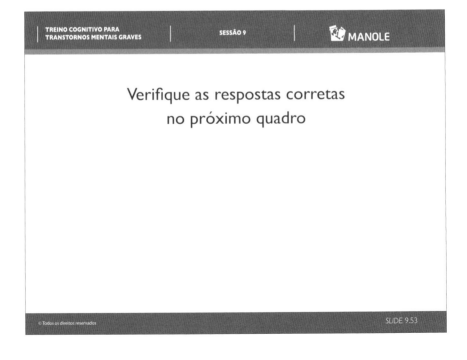

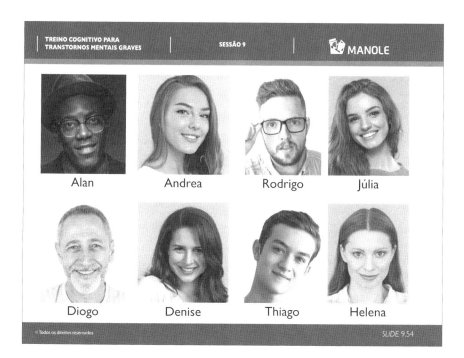

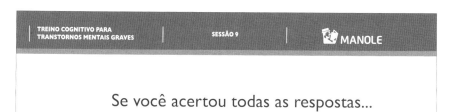

Se você acertou todas as respostas...

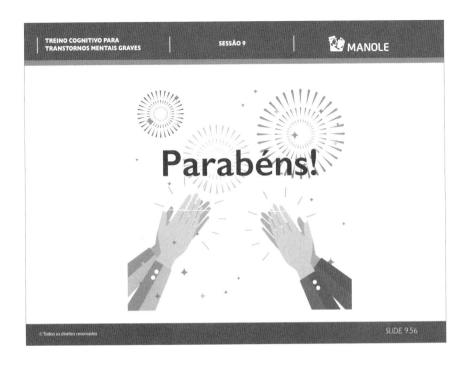

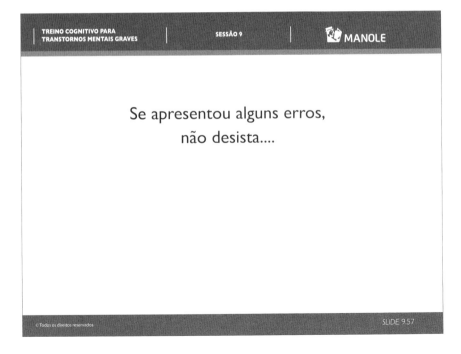

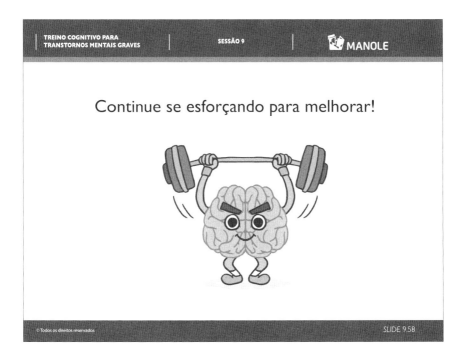

Sessão 10

Objetivo: generalização do treino da memória visual.
Material necessário:
- Folhas de sulfite A4 para os participantes.
- Lápis para escrever..

Procedimento
- Exercício 1. Mímica (jogo tipo Imagem & Ação®).
- Exercício 2. Jogo de adivinhação.
- Exercício 3. Fotos selecionadas pelos pacientes.

Entregar por escrito a descrição de filmes conhecidos para facilitar a apresentação por mímica ou identificar pessoas da equipe e do grupo de pacientes a partir da descrição de características de cada indivíduo. Para a atividade acontecer em 1 hora, fazer 10 mímicas de filme.

Um participante escolhe alguém do grupo e o grupo deverá acertar quem ele escolheu. Para isso, cada participante poderá fazer uma pergunta a essa pessoa sobre a característica do escolhido (p. ex., ela tem cabelos compridos?). Todos deverão prestar atenção nas respostas que forem sendo dadas, e quem chegar a uma conclusão poderá se manifestar. Se errar, fica fora do jogo. Ganha ponto quem acertar primeiro. Fazer até 10 pontos.

São recolhidas todas as fotos trazidas pelos pacientes e misturadas na mesa. É solicitado que cada paciente descreva as características da foto que trouxe. Ao término da descrição os demais deverão selecionar qual é a foto da mesa descrita pelo paciente. Segue-se a atividade até que identifiquem todas as fotos.

Esta é uma atividade que abre espaço para diversas discussões: a principal delas é sobre história de vida de cada participante. É um tema bastante interessante para o trabalho de memória visual.

Mediação

Os terapeutas ficam à disposição na sala e também estimulam o grupo a acertar e ao final propor uma discussão tanto sobre a atividade como também sobre a cultura referente a fotografias e filmes.

Sessão 11

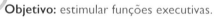

Objetivo: estimular funções executivas.
Material necessário:
- Imprimir folhas de registro Sessão 11, uma cópia para cada participante.
- Lápis preto (um para cada participante).
- Borracha.

Procedimento

Distribuir uma folha para cada participante.

Na 1ª etapa, seguindo os itens da folha do terapeuta os participantes são orientados a seguir as instruções de modo a colocar as palavras na ordem em que se pede.

Na 2ª etapa, os participantes são orientados a observar a lista e escrever o nome de todos os produtos com seus respectivos preços entre parênteses ( ), a partir do mais caro para o mais barato

Na 3ª etapa, se houver tempo disponível, os participantes são orientados a descrever uma receita de algum alimento que sabem preparar. Quem não sabe cozinhar deve descrever como imagina.

Gabarito

Exercício 1:
1. Bebê, criança, mãe, avô.
2. Jamanta, automóvel, triciclo e bicicleta.
3. Pingue-pongue, tênis, futebol e boliche.
4. Leão, lobo, gato e passarinho.
5. Ler um livro, fazer um bolo, tomar um banho, pentear o cabelo. (Neste item pode existir variação de respostas, gerando mais discussões, como por exemplo o livro pode levar mais ou menos tempo dependendo do número de páginas.)
6. Pular de paraquedas, surfar, andar de bicicleta, jogar pingue-pongue. Obs.: os itens 5 e 6 permitem mais flexibilidade nas respostas.

Exercício 2:
1. Queijo branco (R$ 5,20); lasanha (R$ 5,00); uvas (R$ 4,30); iogurte (R$ 4,26); suco de uva (R$ 4,20); requeijão (R$ 3,85); cerveja (R$ 3,80); maionese (R$ 3,80); papel higiênico (R$ 3,75); salsicha (R$ 3,60); peras (R$ 3,50); cotonetes (R$ 3,10); macarrão (R$ 3,00); pão de forma (R$ 3,00); shampoo (R$ 3,00); desinfetante (R$ 2,50); abacate (R$ 2,40); bolacha salgada (R$ 2,15); tomates (R$ 2,10); abobrinha (R$ 2,00); bananas (R$ 2,00); batatas (R$ 2,00); bolacha doce (R$ 2,00); brócolis (R$ 2,00); café (R$ 2,00); couve-flor (R$ 2,00); farinha (R$ 2,00); guardanapo (R$ 2,00); lustra móveis (R$ 2,00); maçãs (R$ 2,00); manteiga (R$ 2,00); mortadela (R$ 2,00); pão francês (R$ 2,00); pasta de dente (R$ 2,00); pipoca (R$ 2,00); presunto (R$ 2,00); refrigerante (R$ 2,00); detergente (R$ 1,80); leite (R$ 1,78); laranjas (R$ 1,25); chá (R$ 1,00); pano de chão (R$ 1,00); sabonete (R$ 1,00); temperos (R$ 1,00); saco de lixo (R$ 0,50).
2. Cotonetes (R$ 3,10); peras (R$ 3,50); salsicha (R$ 3,60); papel higiênico (R$ 3,75); cerveja (R$ 3,80); maionese (R$ 3,80); requeijão (R$ 3,85); suco de uva (R$ 4,20); iogurte (R$ 4,26); uvas (R$ 4,30); lasanha (R$ 5,00); queijo branco (R$ 5,20).

| TREINO COGNITIVO PARA TRANSTORNOS MENTAIS GRAVES | SESSÃO 11 | MANOLE |

Nome: _____ Data: _____

Funções executivas (primeira etapa: ordenação)

Exercício 1

Siga as instruções de modo a colocar as palavras na ordem em que se pede.

1. Mãe, bebê, criança, avô.
Coloque estas pessoas em ordem de idade, começando pela mais jovem.
_____
_____

2. Bicicleta, jamanta, triciclo, automóvel.
Coloque estes veículos em sequência, segundo o número de rodas, começando por aquele que tem mais rodas.
_____
_____

SLIDE 11.1

---

3. Bola de boliche, bola de futebol, bola de tênis, bola de pingue-pongue.
Coloque estas bolas em sequência, a partir da mais leve para a mais pesada.
_____
_____

4. Gato, passarinho, lobo e leão.
Coloque estes animais em sequência, do mais feroz para o menos feroz.
_____
_____

5. Ler um livro, fazer um bolo, tomar um banho, pentear o cabelo.
Coloque estas atividades em sequência, a partir da mais demorada para a menos demorada.
_____
_____

6. Andar de bicicleta, jogar pingue-pongue, surfar, pular de paraquedas.
Coloque estas atividades em sequência, da mais arriscada para a menos arriscada.
_____
_____

SLIDE 11.2

| TREINO COGNITIVO PARA TRANSTORNOS MENTAIS GRAVES | SESSÃO 11 | |

Exercício 2

Responda de acordo com as instruções.

Lista de preços		
Detergente R$ 1,80	Salsicha R$ 3,60	Café R$ 2,00
Bolacha doce R$ 2,00	Cerveja R$ 3,80	Iogurte R$ 4,26
Macarrão R$ 3,00	Pano de chão R$ 1,00	Maçãs R$ 2,00
Refrigerante R$ 2,00	Maionese R$ 3,80	Guardanapo R$ 2,00
Papel higiênico R$ 3,75	Shampoo R$ 3,00	Temperos R$ 1,00
Pão de forma R$ 3,00	Batatas R$ 2,00	Abobrinha R$ 2,00
Manteiga R$ 2,00	Tomates R$ 2,10	Abacate R$ 2,40
Desinfetante R$ 2,50	Laranjas R$ 1,25	Queijo branco R$ 5.20
Saco de lixo R$ 0,50	Bananas R$ 2,00	Requeijão R$ 3,85
Sabonete R$ 1,00	Pasta de dente R$ 2,00	Pipoca R$ 2,00
Farinha R$ 2,00	Leite R$ 1,78	Chá R$ 1,00
Suco de uva R$ 4,20	Brócolis R$ 2,00	Pão francês R$ 2,00
Lasanha R$ 5,00	Mortadela R$ 2,00	Peras R$ 3,50
Presunto R$ 2,00	Bolacha salgada R$ 2,15	Uvas R$ 4,30
Cotonetes R$ 3,10	Lustra móveis R$ 2,00	Couve-flor R$ 2,00

SLIDE 11.3

| TREINO COGNITIVO PARA TRANSTORNOS MENTAIS GRAVES | SESSÃO 11 | |

1. De acordo com esta lista, escreva o nome de todos os produtos com seus respectivos preços entre parênteses ( ), a partir do mais caro para o mais barato.

_____
_____
_____
_____

2. De acordo com a lista acima, escreva o nome de todos os produtos com preços acima de R$ 3,00, em ordem crescente. Coloque os preços ao lado, entre parênteses.

_____
_____
_____
_____
_____

SLIDE 11.4

Exercício 3

Escolha uma receita que você conhece (p. ex.: bolo, pão de queijo, torta etc.) e descreva, dentro de uma sequência, como você faz para preparar este alimento, ou seja, por onde você começa, depois qual é o próximo passo etc., até ficar pronto.

Dica: se não souber cozinhar, tente imaginar uma receita e descreva os passos para prepará-la.

_____
_____
_____
_____
_____
_____
_____
_____

Tarefa de casa

Escolha a receita de um prato que você gostaria de preparar para servir para sua família ou amigos e traga na próxima sessão.

Tarefa de casa opcional

Apresentar aos participantes no final da sessão.

"Escolha a receita de um prato que você gostaria de preparar para servir para sua família ou amigos e traga-a na próxima sessão, para que seja lida para todos, estimulando os demais participantes a realizar a atividade em casa também e assim ampliá-la para o seu cotidiano."

Sessão 12

Objetivo: treino das funções executivas – organização e planejamento.
Material necessário:
- Imprimir folha de registro da Sessão 12.
- Lápis preto.
- Borracha.

Procedimento

Iniciar a sessão conferindo se o grupo cumpriu a tarefa sugerida no final da última sessão.

Conferir se trouxeram a receita preparada para servir para os participantes, ou se descreveram como preparar uma nova receita como no exercício 3 realizado na última sessão. Após a conferência dessa tarefa, passa-se para a proposta da sessão.

Em grupo, vocês irão planejar uma viagem de final de semana na praia. Se o atendimento for individual, o paciente faz o planejamento com o terapeuta.

"A viagem terá a duração de 3 dias e vocês ficarão em uma casa alugada para temporada. Isso quer dizer que a casa normalmente fica fechada e só abre para turistas durante o período de locação."

Tarefa 1: preparar uma lista de compras para a viagem (alimentos, bebidas, material de limpeza e tudo que vocês forem precisar) com base nas informações que constam nas folhas de registro.

Fechamento

Ao final de cada atividade, as conferências são feitas em grupo, discutem-se as dificuldades encontradas e as propostas de generalização.

| TREINO COGNITIVO PARA TRANSTORNOS MENTAIS GRAVES | SESSÃO 12 | MANOLE |

Nome: _____ Data: _____

Funções executivas (segunda etapa: organização e planejamento)

Em grupo, vocês irão planejar uma viagem de final de semana na praia. A viagem terá a duração de 3 dias e vocês ficarão em uma casa alugada para temporada. Isso quer dizer que a casa normalmente fica fechada e só abre para turistas durante o período de locação.

Tarefa 1

Preparar uma lista de compras para a viagem (alimentos, bebidas, material de limpeza e tudo que vocês forem precisar) com base nas informações a seguir:

Refeições	Itens (alimentos e bebidas)	Quantidade	Valor
Café da manhã			
Almoço			
Jantar			
		Total 1	

SLIDE 12.1

Material de limpeza – itens	Quantidade	Valor
	Total 2	

Tarefa 2

Calcular os gastos da viagem considerando os seguintes custos:

1. Total gasto com refeições e bebidas (total 1): _____
2. Total gasto com material de limpeza (total 2): _____
3. Aluguel da casa (para os três dias): R$ 500,00
4. Total de despesas para o final de semana (1 + 2 + 3) = _____
5. Custo da viagem por pessoa (dividir o total de despesas pelo número de participantes)

Total por pessoa = R$ _____

SLIDE 12.2

Sessão 13

Objetivo: generalização das funções executivas.
Material necessário:
- Exercício 1:
  - Folhas de sulfite A4 para os participantes.
  - Lápis para escrever.
- Exercício 2:
  - Utensílios de cozinha.
  - Fogão elétrico.
  - Pia.
  - Mesa.
- Observação: caso não tenha os materiais disponíveis, sugerimos outra atividade que trabalhe com funções executivas e que trabalhe com atividades instrumental de vida prática (AIVP), por exemplo, fazer uma salada de frutas.

Procedimento

Exercício 1 – Atividade de autocuidado
- Trabalhar com os pacientes por meio de recortes de revistas o que eles entendem por autocuidado e depois colar as figuras em uma cartolina. Ao final, fazer a discussão e explicar o que é o autocuidado e a importância de cuidar de si.

Exercício 2 – Atividade de culinária
- Descrição
  - Familiarização com produtos de supermercado e seus valores, com consulta aos jornais de supermercado e listas elaboradas pelos terapeutas com produtos e seus valores.
  - Nesta etapa é preciso recrutar funções trabalhadas no início do programa:
  - Atenção visual: separar os produtos com menor valor e maior valor;
  - Memória: lembrar uma receita e escrever.
  - A generalização ocorre com a execução de uma atividade de culinária.

- Descrição
  - Escolha da receita (decisão conjunta no grupo – aqui o exemplo será o estrogonofe).
  - Listar os utensílios necessários e a lista de produtos.
  - Discutimos os valores e a quantidade aproximada para a reserva do dinheiro e as compras no supermercado.
  - Os participantes são orientados a preencher a ficha do Plano de Intervenção Baseada na Atividade Dirigida (OGI).
- Descrição de um módulo
  - Supermercado.
  - Divisão de tarefas: um grupo fez o arroz e o outro fez o estrogonofe.
  - Também houve divisão para lavar a salada, fazer o suco.
  - A receita ficou pronta, todos se alimentaram e no final lavaram a louça.
- Descrição
  - No encontro seguinte, discutimos sobre as facilidades e dificuldades para cumprir a tarefa, concluindo que alcançamos os objetivos planejados no início.
  - Alguns pacientes expressaram prazer por perceberem-se capazes de realizar algo cuja habilidade já tinham perdido, ou mesmo capazes de fazer algo novo que consideravam não conseguir realizar.

Mediação
- Esta é uma atividade que exige bastante mediação e intervenção por parte do terapeuta e também de seus coterapeutas. Os terapeutas deverão ser extremamente ativos e ensinar como se cozinha, possibilitando que os participantes possam aprender a fazer e também esclarecendo qualquer risco que o participante pode correr. Durante a atividade são realizadas intervenções auxiliando para que não ocorra nenhum acidente.
- É importante observar e refletir que cozinhar tem riscos, porém é uma atividade de vida diária que muitos participantes precisam aprender, pois faz parte da sobrevivência de cada um.

Obs: Ao final de cada atividade, as conferências são feitas em grupo, discutem-se as dificuldades encontradas e as propostas de generalização.

Importante: separar e selecionar opções alternativas de materiais necessários para todas as atividades, considerando as variáveis tempo, nível de dificuldade e habilidade dos pacientes.

Sessão de fechamento

Na semana seguinte ao término das atividades, os pacientes são convocados para a sessão de fechamento. Nesta sessão deve ocorrer uma discussão recapitulando todas as atividades realizadas, quando os pacientes devem apresentar exemplos de aplicabilidade na resolução de situações do cotidiano.

BIBLIOGRAFIA

1. Wilson BA. Reabilitação das deficiências cognitivas. In: Nitrini R, Caramelli P, Mansur LL. Neuropsicologia das bases anatômicas à reabilitação. São Paulo: Clínica Neurológica HCFMUSP; 1996. p. 314-46.
2. Monteiro L, Louzã MR. Alterações cognitivas na esquizofrenia: consequências funcionais e abordagens terapêuticas. Revista de Psiquiatria Clínica. 2007;34(2):179-83.
3. Katz N, Keren N. Effectiveness of occupational goal intervention for clients with schizophrenia. The American Journal of Occupational Therapy. 2011;65:287-96.
4. Keren N, Gal H, Dagan R, Yakoel S, Katz N. Treatment of executive function deficits in individuals with schizophrenia: presentation of two treatment methods with case examples. The Israeli Journal of Occupational Therapy. 2008;17:H97-117 (English abstract E64-65).
5. Limongi FP. Manual Papaterra - Livro Amarelo. São Paulo: Livro Pronto; 2006. p. 86.
6. Malloy-Diniz LF, Carvalho AM. O exame neuropsicológico e suas contribuições à psiquiatria. Psiquiatr Biol. 2001;9(2):66-77.
7. Rossler W. Psychiatric rehabilitation today: an overview. World Psychiatry. 2006;5(3):151-7.
8. Vieira J. Reabilitação cognitiva na esquizofrenia. Revista do Serviço de Psiquiatria do Hospital Prof. Doutor Fernando Fonseca, EPE. 2013;11(2).

ÍNDICE REMISSIVO

A

Adequação social 4
Agendamento
  da triagem 4
  para a próxima sessão 6
Alterações do comportamento 2
Ambulatórios de especialidades 2
Apresentação do programa 5
Associação de objetos 37
Atenção
  auditiva 29
  visual 23, 73
Atividades
  de autocuidado 73
  de culinária 73
  de mosaico 19
  instrumentais de vida diária 3, 73
Autocuidado 73
Autoinstrução 14
Avaliação
  da terapia ocupacional 4
  final 4
  follow-up 4
  neuropsicológica 4

B

Bateria breve de avaliação neuropsicológica 4
Bingo 28

C

Cancelamento do estímulo-alvo 15
Centro de Atenção Psicossocial 2
Condições para participar 6
Conferência em grupo 15, 22
Contato com os pacientes 4
Continuação da música 33
Contrato para as sessões 5
Convocação dos pacientes 4
Correção 22, 23, 27
Coterapeutas 14

D

Decorar uma lista de palavras 30
Déficits cognitivos 2
Descriçã
  de características 28
  de um módulo 74
Diferenças nas respostas 23
Dificuldades
  cognitivas 5
  na realização de atividades de vida diária 4
Discordância 22
Discussão sobre as dificuldades encontradas 17
Dividir por categoria 30

E

Encaminhamentos 4
Enfermarias psiquiátricas 2
Escalas para avaliação de qualidade de vida 4
Escolha da receita 74
Esquizofrenia 2
Estimulação cognitiva e funcional, 2

Estimular funções executivas 66
Estímulos
  alvo 15, 16, 17
  encontrados 15
  randomizados 14, 16
  simples 14
Estratégias 17
  de execução 18
Etapas ou fases de execução 4
Execução do programa 4
Exercícios de rastreamento visual 14

F

Fechamento 17, 20, 22, 27
Ficha do Plano de Intervenção Baseada na Atividade Dirigida 20
Figuras geométricas 19
Folha de resposta do terapeuta 25
Formas
  de associação 30
  geométricas 34
Fotos de pessoas 36
Funções executivas 4

G

Generalização
  das funções executivas 73
  do treino da memória auditiva 33
  do treino da memória visual 65
  do treino de rastreamento visual 19
  do treino para outras atividades do dia a dia 17

H

História de vida 4
  de cada participante 66
Histórico ocupacional do paciente 4
Hospitais-dia 2

I

Identificar as pessoas 28
Instrução geral para os exercícios 15

J

Jogo de adivinhação 65
Jogo do bingo 28
Justificativa 2

L

Leitura
  silenciosa 23
  das frases 25
  em voz alta 22
Letras alinhadas 14
Lista
  de compras para a viagem 71
  de palavras 30
  de produtos 74

M

Manutenção dos resultados 4
Mediação 5, 18, 20, 23, 30, 66, 74
Medicação 2
Memória 30, 73
  para faces 36
Método OGI 3
Mímica 65
Mosaico 19
Músicas 28, 33

N

Nível de gravidade dos problemas 2
Número de participantes 4

O

Occupational goal intervention 3
Organização e planejamento 71

P

Personagens famosos 34
Pessoa descrita 28
Pista 30
  visual 34
Planejar uma viagem 71

Plano de Intervenção Baseada na Atividade Dirigida 19, 28, 74
Preencher o desenho 19
Primeiro encontro 5
Procedimento 14
Produtos
  com seus respectivos preços 67
  de supermercado 73
Programa de intervenção de estimulação cognitiva e funcional 1

Q

Qual é a música 28
Queixas cognitivas 4
Questionário de autopercepção 29

R

Rastreamento visual 14
Reabilitação
  cognitiva de indivíduos com transtornos mentais graves 3
  neuropsicológica 2
  para pacientes psiquiátricos 2

Receita 67, 71
Recepção dos encaminhamentos 4
Retransmitir corretamente o recado 25

S

Sequência de palavras 25, 27
Sessão de fechamento 75
Símbolos alinhados 14
Supermercado 74

T

Teste para avaliação funcional 4
Texto simples 22
Trabalhos individuais 18
Treinamento cognitivo e funcional 2
Treino
  da memória verbal por categorias 30
  das funções executivas 71
  de atenção áudio-verbal 25, 28
  de atenção visual 14, 22
  de memória visual por associações 34
Triagem 4